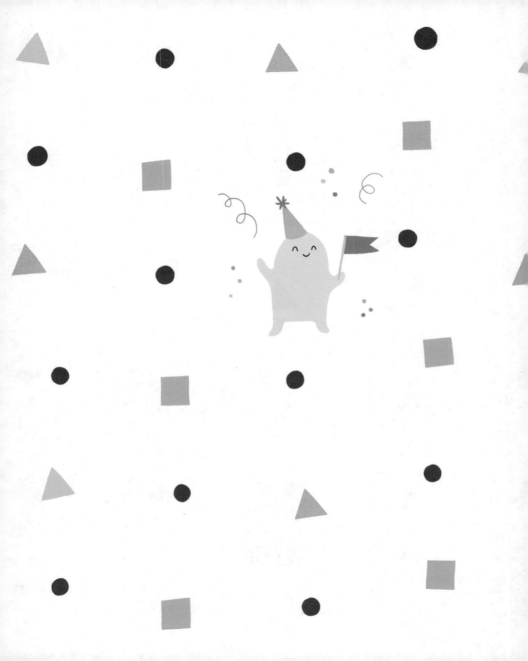

# 给准妈妈的
# 孕期手册

[荷]杰拉德·詹森 / 著

[荷]伊尔瑟·韦斯菲尔特 / 绘

黄佳良 / 译

漓江出版社

# 序

由男性来撰写一本给女性的孕期手册，说来确有些不同寻常。且听我道出其中缘由。之前我曾写过一本给男性阅读的孕期手册。想法很简单。女伴怀孕的时候，我总是热衷于翻阅各种怀孕周期日历，对女伴腹中发生的一切以及宝宝正在如何成长充满好奇。这些有关孕期的介绍大多由女性为女性编写，而我这个读者却是一位男性，其中的种种便可想而知了……同时，这些孕期日历的文字多多少少有些晦涩，配图也多是一些乏趣的蝴蝶和爱心。

事情本可以做得更好。的确，《给准爸爸的孕期手册》面世后大受读者欢迎，甚至被译成其他文字，包括德语和英语，而最令人意想不到的是很多女性也乐于阅读。从这里我萌发了再写一本给女性的孕期手册的想法，所以有了您面前的这本小册子。

这本《给准妈妈的孕期手册》首先是写给那些希望更多理解怀孕过程而不是仅仅把怀孕看作某种"奇迹"的女性，也是给那些不仅对怀孕中的各种人和事感兴趣，而且渴望了解怀孕机理和完整过程的女性。这本手册还是为喜欢自嘲的女性所写，因为，实事求是地讲，孕妇常常会给自己和她们的男伴搞点事情。

这就是您手中的《给准妈妈的孕期手册》。不错吧！如果怀孕中的您突然有无名之火冲上心头，欢迎把这些怨气发送到 info@uitgeverijsnor.nl。

杰拉德·詹森

# 目　　录

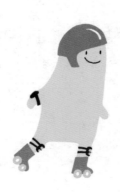

## 进入正题前先明确这个问题：

40 周还是 9 个月？

　　孕期平均为 40 周。但从什么时候开始算起呢？从逻辑上讲，应从卵子受精的时候开始，这也是胚胎学家们常用的算法。然而女性本人往往对何时受精并不了然。因此，产科医生一般以最后一次月经周期的第一天为孕期的开始。

　　为避免混乱，本书采用产科医生而非胚胎学家的计算方法，毕竟产科医生与作为孕妇的你关系更直接。当然，如果你怀的是一个胚胎学家，这层额外的"关系"则另当别论。不过采用产科医生的计算方法会有一个小问题——在你孕期的第 3 周才真正算怀孕。这，也是本书开始的地方。

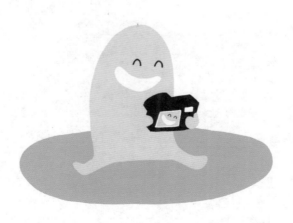

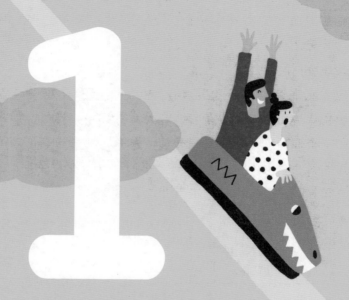

# 1

## 孕早期：
## 第一个三月期

如同一出好的舞台剧，怀孕过程也分为三幕。大幕打开，观众就位，好戏即将开演，准备欣赏一幕幕的好戏吧。在孕期前三个月，你可能看着还不太像怀孕了，虽然多少已经能感到身体有了稍许的不同。体内正经历的一系列变化令你不时地恶心反胃，晚上也更容易早早地出现倦意。这些可以看到、感觉到的体征并不是最重要的，因为更重要的是，你的子宫内一枚受精卵正在成长，慢慢地有了小小的手指、小小的眼睛和肌肉，乃至声带。

# 第 3 周

## 小家伙

　　不同情况下，大约会有 150 万到 300 万个精子进入你的体内。其中只有一个能正中目标并穿过卵子的细胞膜。相较于精子，卵子要大得多，它是人体最大的细胞之一，直径约为 1 毫米的十分之一。如果眼力够好，你可以直接看到一枚平铺在桌面上的卵子。当精子进入卵子后，后者随即封闭细胞膜，不再接受其他精子。精子与卵子互相交融，DNA螺旋交叉缠绕，形成一幅新生命的蓝图（或者几幅，如果是多胞胎）。受精后仅几个小时，受精卵就完成了第一次分裂，变为两个细胞，之后每次分裂间隔大约 20 小时。也就是说，每天清晨你从睡梦中醒来时，受精卵已经又完成了一次分裂。

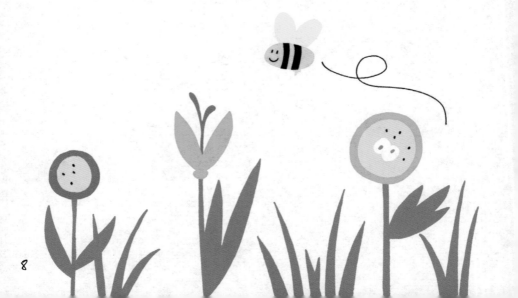

# 第 3 周

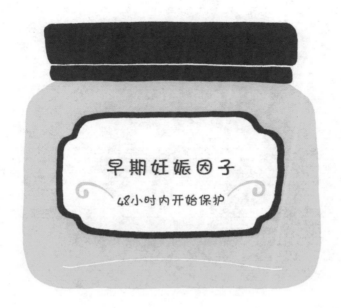

## 孕妈妈

受精后 48 小时，你的身体会产生一种研究人员称为早期妊娠因子的蛋白，以保护受精卵不受免疫系统误伤。早期妊娠因子有时在受精后 6 小时即可检测到，这也解释了为什么一些女性在受精后不久就有怀孕的感觉，但大部分女性不会有任何异感。验孕棒无法对早期妊娠因子发生反应，因此无法据此检出是否怀孕。

# 第 4 周

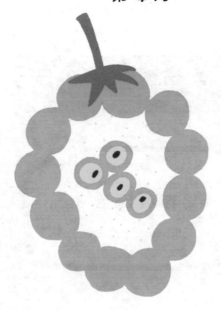

## 小家伙

若干次的细胞分裂后，受精卵变成了由一堆小细胞组成的马赛克拼图，类似红莓或黑莓的形状，并由此得名桑葚胚，荷文 morula 源自拉丁语黑莓一词。桑葚胚内部形成一个胚泡，把桑葚胚分为构成其外缘的一组细胞和内部的另一组细胞。内部细胞被胚泡包裹，并将最终发育成宝宝，外侧的细胞则会变为胎盘。受精后第 6 至 12 天，外侧细胞生成 β – 人绒毛膜促性腺激素（HCG），向孕妇身体发出暂停月经的信号。

# 第 4 周

## 孕妈妈

　　人绒毛膜促性腺激素同时促使卵巢中的黄体组织生成黄体酮，以促进子宫壁血管组织生长，确保受精卵在子宫壁上着床。验孕棒对人绒毛膜促性腺激素发生反应，在接触尿液后显示若干条横线或笑脸的确认标记。人绒毛膜促性腺激素也是造成孕妇出现晨吐的原因，而它对孕妇的饮食习惯也有一定影响。研究显示，晨吐在较少摄入肉类和鱼类的人群中鲜有发生。比如，一些非洲部落的孕期女性几乎没有晨吐的现象，而日本 84% 的孕妇都会经历这一不适的过程。此外，摄入丰富的玉米类食物也有助于减少恶心和反胃现象。目前尚不清楚恶心和呕吐是否只是荷尔蒙引起的副作用还是有其实际功能。在一项大型研究中，研究人员保罗·舍尔曼和塞缪尔·弗拉克斯曼认为，恶心并非仅是人绒毛膜促性腺激素带来的副作用，它还旨在引导孕妇形成安全的饮食习惯。孕期恶心现象尤其多发于宝宝各器官生长阶段。但英国赫尔大学和林肯大学的科学家开展的一项调查显示，较非孕期妇女，孕妇并没有对含有害物质的食品表现出更加明显的反感。一些孕妇声称，姜和维生素 B6 能缓解恶心症状，但这一观点缺乏科学依据。

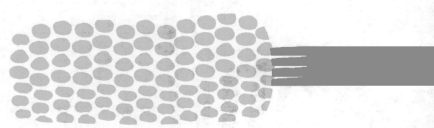

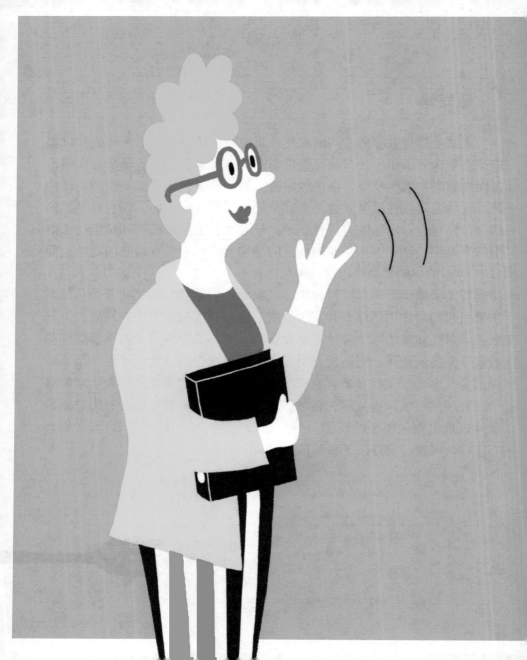

## 产科医生

　　怀孕之后你会认识一些新面孔，其中之一便是产科医生。

## 首次检查

孕 8 周前后你会迎来和产科医生的第一次预约检查。尽量拉着你的老公陪你一起过去，一来让他和产科医生互相熟悉总会有益处，二来带着两副耳朵去总比只有一副强，尤其你这位准妈妈现在肯定整天想着腹中的宝宝而无法集中注意力。

产科诊所的墙上会贴着许多出生贺卡，借机看看哪些名字时下正流行也是别有乐趣的一件事。一些产科医生还经常会在诊所里摆上老式接生钳、胎儿和子宫的塑料模型用以装点。

产科医生与你握手问候并在办公桌的另一侧就座，接着会问许多涉及隐私的问题来确认你是否一切安好，比如家族成员有没有呼吸、心血管或糖尿病史，是否有精神方面的疾病。

## 解释说明

接下来，产科医生会向你解释从饮食到产前检查等的各种问题。大多数产科医生会在第一次检查时抽取血样以了解你的血型、Rh 因子、铁含量和可能的传染病。首次检查后约 4 周再进行第二次，届时产科医生会替你做一个超声检测，看看胚胎发育进展如何。第二次检查的重头戏是通过超声仪器的显示屏或多普勒传感仪的传声器看一看或听一听宝宝跳动的小心脏。

## 超声仪

　　孕 12 周前后有一次超声检查。超声仪是一种声呐设备，通过人耳听不到的声波在孕妇体内的反射，将腹中情况成像在显示屏上，显示出来的是一幅模糊的宝宝画面（现在一般采用二维超声即 B 超进行诊断）。超声医生通过观察胎儿体长推断其已发育天数和出生日期。这比根据最后一次月经日期计算更精确，已成为近年来计算预产期的标准方法。孕 20 周左右还有一次超声检查，以了解宝宝的发育状况及羊水是否充足。

　　随着怀孕周数的增加，检查也会越来越频繁，产前最后阶段你需要每周和产科医生见面。产科医生会重点了解你是否健康，感觉如何以及宝宝在子宫中的发育状况。她会测量你的血压和宝宝的心跳并查看胎位情况。如果有并发症的可能，产科医生会做出评估并决定是否需要进一步治疗。未来分娩的全过程会由产科医生主导。分娩后的第一周，她还会多次查房看诊，确认你和宝宝无恙。

## 产前诊断

　　目前有多种产前诊断可供选择，以了解子宫中的宝宝是否有异常。若权衡之后决定要做这些检查，你需要首先与产科医生充分咨询沟通。

## 组合检查

组合检查可在孕 11 到 14 周期间进行，包括以下两个项目：血液检查，确定血液中的各项微量元素和激素含量；超声检查，了解胎儿颈部透明带情况。综合你的年龄及孕期，并根据血液检查和超声检查的结果可以得出胎儿患唐氏综合征的概率，超过 1/200 则被认定为"高概率"。此时你需要做进一步的检查，包括羊膜穿刺、绒毛膜取样或者非侵入性胎儿染色体检测。

## 羊膜穿刺术

羊膜穿刺术在孕 15 周后方可进行，此时腹中已有足够的羊水。医生通过刺入腹腔壁的针管提取羊水样本并对其检验。根据检验结果可以判断宝宝是否出现染色体变异以及是否有代谢紊乱、脊柱裂或头骨开放等问题。羊膜穿刺术发生意外而导致流产的概率约为千分之三。如在检测后你决定终止妊娠，此时已不再适用负压吸引术而需通过其他人工引流方式完成。

## 绒毛膜取样术

绒毛膜取样术的优点在于孕 11 周后即可进行，而缺点是检测结果的可靠性略低。如绒毛膜取样显示存在染色体异常，这些异常有约百分之一的可能仅位于胎盘中。产科医生为了了解准确情况，可能仍会再选择羊膜穿刺术。绒毛膜取样时，医生用针取出一小部分胎盘组织放入培养基并进行染色体检测。绒毛膜取样术发生意外而导致流产的概率为千分之五。

## 非侵入性胎儿染色体检测

非侵入性胎儿染色体检测是目前的新技术，通过提取血样完成。孕妇的血液中也带有宝宝的 DNA 成分，这些来自胎盘的宝宝 DNA 可用于检测染色体变异。只有在组合检查得出"高概率"的情况下，孕妇才需接受非侵入性胎儿染色体检测。若结果显示"异常"，最终确认前仍需再进行绒毛膜取样或羊膜穿刺。若结果为"非异常"，则表示 999/1000 的概率宝宝没有染色体异常。

## Rh 因子

除 A、B、AB 和 O 四种血型外，根据人体血液红细胞上 Rh 因子的有无，可以区分 Rh 阴性和 Rh 阳性两种血型。Rh 血型系统有 6 种抗原，即 C、c、D、d、E、e，其中 6 种抗原中以 D 抗原最强，致病率也最高，占 Rh 因子中的 80% 以上，故临床上常以抗 D 血清来定 Rh 血型。如果你的血液是 Rh D 阴性，而宝宝是 Rh D 阳性的血液，那么你的体内会产生对抗宝宝血液的抗体，分解宝宝的血液并导致宝宝贫血。因此，孕 28 周左右你会接受抗 Rh D 免疫球蛋白注射，防止体内产生排斥宝宝血液的抗体，同样的疫苗你也必须在宝宝出生后 48 小时内再次注射。

# 第 5 周

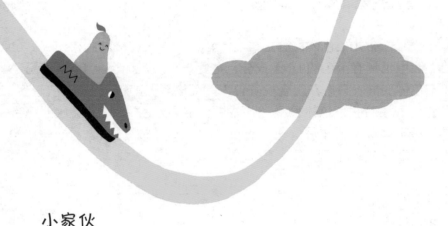

## 小家伙

　　胚泡内的那一小簇细胞，也就是将变成宝宝的那部分细胞，形成直径 1.5 到 2.5 毫米的梨形胚胎，大小如圆珠笔笔尖的那颗珠子。梨形胚胎包含三层细胞，这个过程称为原肠胚形成期。三层的学名分别为外胚层（ectoderm）、内胚层（endoderm）和中胚层（mesoderm），来自拉丁文的外侧、内侧和中间。外胚层将发育为脑部、神经系统、皮肤和指甲，内胚层发育为呼吸道和消化道，夹在中间的中胚层则会形成心脏、血细胞、肾脏和肌肉。此时已经可以观察到一组跳动的肌肉细胞，这就是宝宝小小心脏的开端。

# 第 5 周

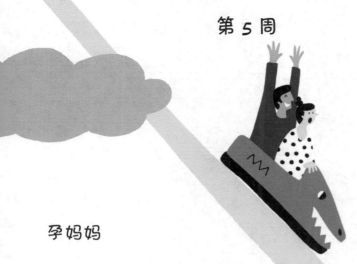

## 孕妈妈

第 5 周通常也是想到要做孕检的时候，因为此时你已经意识到有段时间没来月经了。也许你对成功怀孕感到欣喜，也许完全沮丧，或者喜忧参半。也许你像个袋鼠似的在房间里雀跃，也许正用头一下一下地撞着墙。各种问题会接踵而来。该如何告诉宝宝的爸爸？他能按捺住情绪吗？天，我昨晚是不是吸了烟，酒也喝多了？我能够把宝宝抚养大吗？是否会影响现在的工作？会被炒鱿鱼吗？老板会不高兴吗？我有哪些权利？至于爸爸，他会称职吗？冷静。这些都是怀孕的一部分。上面的担忧会逐渐消减——在 40 年后……对了，还有人们常说的那片粉红的云彩（译者注：荷兰人将孕妇的生活比喻为一片粉红的云彩，象征幸福），要是真有那么一片云的话，上面一定满是整天恶心、呕吐、便秘、放屁、打嗝的女人。欢迎入伙！其实可以把怀孕的现阶段看作你生命中有史以来最惊险的过山车之旅出发的一刻，接着笔直上升，垂直下落，再向上……回到正题。虽然我们还没正式谈到孕期的禁忌，但现在必须禁酒，完全禁酒。禁酒尽管不会让整个怀孕过程更顺畅，但要知道腹中的小宝宝是非常脆弱的。

# 第 6 周

## 小家伙

上周还是梨形的胚胎，现在已经变成另一个样子。虽然你暂时看不到这个 5—6 毫米大的胚胎，没关系，因为它的样子尚有些怪异，有点像一头大象和一只去头去脚的虾的结合体。眼睛的部位已经长出两个深色的斑点，手臂和腿的位置也长出了小小的嫩芽状突起。

# 第 6 周

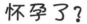

怀孕了？

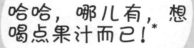

哈哈，哪儿有，想喝点果汁而已！*

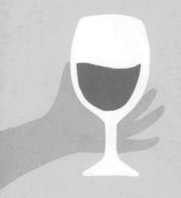

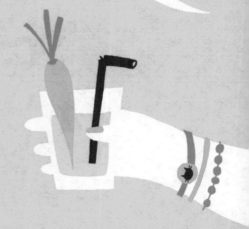

## 孕妈妈

如果你不想公开自己已经怀孕的话，恐怕很难守口如瓶了，尤其在聚会上。男人们自然是容易打发，随便一个借口就行。而那些早已亲自用过各种"我没怀孕"借口的女性友人，你可得小心。"我有些尿路感染，最近不能喝酒。""哦哦，是的，我先走开一下。""我内耳发炎，刚吃了一片大剂量的止痛药，今天不能喝酒。""我大姨妈来了。"

---

\* 原文双关，亦指"有些沮丧"。——译者注

# 第 7 周

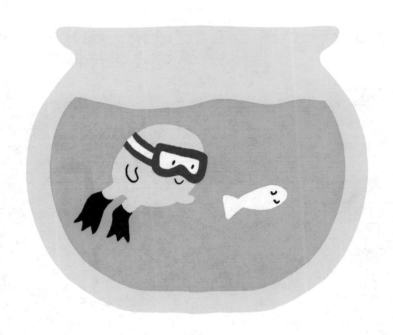

## 小家伙

　　胚胎已经长到 7—9 毫米大。脊柱神经开始生长，左右半脑已可分辨，感觉神经逐渐形成。小家伙上周还像小虫子一般，现在已经有了人形，一个有胳膊有腿的小生命，甚至还可以看到宝宝的手和脚以及长着蹼的手指和脚趾。从食道到胃再到肠，宝宝的消化器官和小鼻子也初具雏形。肌纤维更加有力，小家伙开始动起来了。

# 第 7 周

## 孕妈妈

不少孕妇这周会感到不安，就像小时候无聊地坐在教室里不断看着时钟的那种心情。眼睛跟着秒针转，一分钟都会变得很长，而现在 1 周好似 7 周一般漫长。一些身体条件允许的孕妇会骑车去城市的另一头买炸肉饼三明治、最美味的香草冰激凌或果仁白巧克力。而有些孕妇会对一些奇怪的食物，甚至是泥巴、牙膏或有机种植土产生食欲。对此有个专门的名字——异食癖。研究人员认为，孕妇的异食癖与对铁、钙等矿物质的额外需求有关，但是在研究了吃土能获取多少铁元素后，他们得出的结论是：微乎其微。也有可能是由于吃土有助于中和胃酸。另一种理论认为土能够防止食物中毒。各种研究显示，病毒、细菌和毒素更容易依附在土上，从而避免病毒、细菌和毒素进入血液循环。谁知道呢，或许当你真抑制不住冲动时，就捧着花盆来一口吧。

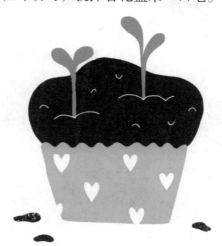

# 第8周

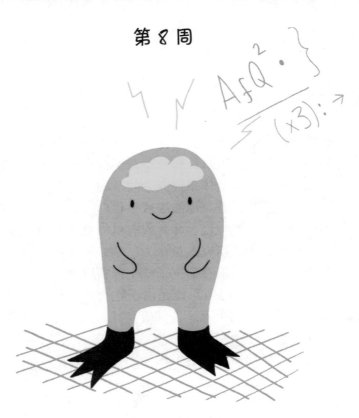

## 小家伙

胚胎长到 1.5 厘米 *，重 1 克。肾脏开始发育，眼睛周围生成色素，控制运动的小脑开始形成。嫩芽状突起逐渐长成手臂和腿，小手上的蹼慢慢变成分开的手指。同时，胚胎有了反射反应。

---

\* 第 8 周到第 20 周期间，胚胎长度指由顶部到躯干下端的长度，即头顶到臀部。"真正"的长度很难准确测量，因为小家伙的腿还没有完全从躯干中伸展出来。长度数值也仅是平均值，不必对号入座。——译者注

# 第8周

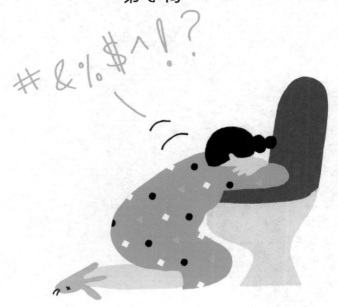

## 孕妈妈

每天早晨你会浑身上下不舒服——流鼻涕、头疼、呕吐，接下来的一天中你可能需要时不时地洗漱更衣。如果毫无不适感，也大可不必担心。每5位孕妇中会有1位在怀孕的这个阶段感觉非常良好。或许因为你疯狂地运动而没有出现孕期反应，甚至还可以穿上那件迷人的比基尼。是不是为此感到些许内疚，觉得只关心自己而没有更多关注宝宝？完全不必，这很正常。趁着现在还允许的时候多想着些自己吧。

这周你可能已经与产科医生见了第一次面，首次预约检查一般会安排在第8周或第10周。检查过程很轻松并且是和产科医生互相认识的好机会，尽管对方会问一些涉及家族病史和你曾经不愉快的经历等的问题。

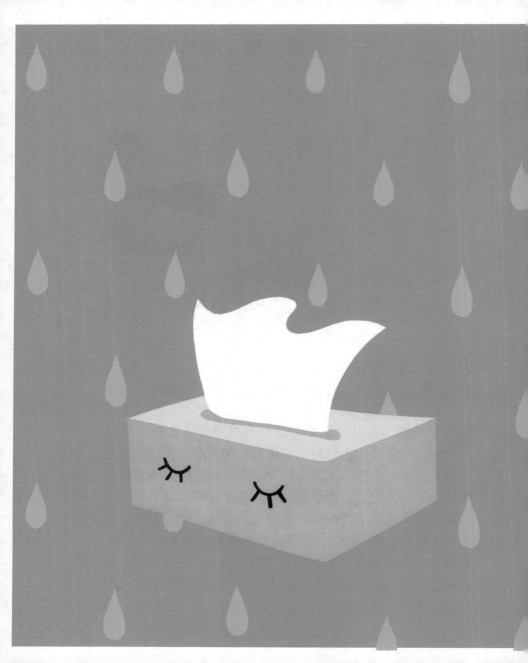

## 荷尔蒙是什么？

荷尔蒙对你和宝宝都至关重要，但它们也可能给你带来困扰。

荷尔蒙是化学信息的传递介质，类似脑内传递信号的神经递质，区别在于荷尔蒙能在体内作长距离传递和发生作用。几乎每一个细胞、每一个器官和每一种身体功能都受荷尔蒙影响。荷尔蒙可以长期发生作用，比如在成长阶段对脑部结构的影响；也可以短时发生作用，如每位孕妇所体会到的。

## 肾上腺素

肾上腺分泌的肾上腺素负责人体的应激反应，引发心跳加速、口干舌燥，让人感觉时间过得似乎比平时慢，还可能导致换气过度。肾上腺素会减少往子宫的血流量，这或许是未出生的宝宝会对母亲的情绪发生反应的原因。日本一项研究显示，当母亲观看悲伤的影片时，胎儿活动水平较那些观看《音乐之声》欢快场景的母亲腹中的胎儿低。分娩的痛楚会促发肾上腺素分泌，此时肾上腺素会抑制宫缩并延缓分娩过程，可能以此给母亲更多时间找到安全分娩的场所。

## 儿茶酚胺

新生儿的血液中有大量压力荷尔蒙，即儿茶酚胺。这些荷尔蒙可能具有麻醉效果并在启动新生儿呼吸系统方面发挥作用。

## 皮质醇

皮质醇能提高身体警惕度，同时在压力状态下增强体力感。这种感觉通常很快消失，但在长期经受压力时其效果会长时间留存，体内的皮质醇也会长期存在，而这对身体并不好。动物实验显示，高皮质醇水平对大脑中负责储存记忆信息的部分有负面影响。研究表明，长期压力下的孕妇，比如在战争时期，婴儿的早产风险明显增高，且分娩的婴儿出生体重普遍较轻。

然而影响可能并没有那么大，"健康"的日常压力反倒有一些积极的作用。不必为自己过于繁忙而感到紧张，如果已经有紧张情绪，也别为此而担心。

## 人绒毛膜促性腺激素（HCG）

这是会与验孕棒发生反应的荷尔蒙。女孩胚胎较男孩胚胎会生成多一些的人绒毛膜促性腺激素。有证据显示，怀有女孩的孕妇孕期恶心反应比怀有男孩的孕妇更强烈。血液中人绒毛膜促性腺激素在怀孕后迅速聚集，最高值出现在孕10周前后。人绒毛膜促性腺激素可能正是恶心等孕期反应的元凶，并且它对甲状腺也有一定影响。

## 雌激素

雌激素包括多种触发青春期女孩第二性征的女性荷尔蒙，在孕期同样具有举足轻重的作用。从孕20周起，孕妇体内雌激素水平快速上升，卵巢和胎盘尤其需要雌激素。如同在青春期，你的乳房会再次生长。雌激素还会刺激血液循环。此外，雌激素在控制宝宝的器官和骨骼生长方面也有一定作用。

## 催产素

催产素也称为拥抱荷尔蒙。男性和女性在拥抱、触摸和高潮时都会分泌催产素。如产后马上给宝宝哺乳，母亲体内会充满大量催产素。催产素能激发信任和无私的情感，并在分娩时扮演重要角色，它使子宫颈更富弹性并启动宫缩。分娩时，如宫缩在预期时间内没有发生，孕妇会被要求服用片剂合成催产素。

### 黄体酮

黄体酮帮助你的身体做好受精的准备，并对月经周期和女性性欲有重要影响。大部分黄体酮由大脑产生，而在怀孕初期转由卵巢生成，孕8周后胎盘负责分泌体内全部黄体酮。

### 前列腺素

与催产素类似，前列腺素也参与打开宫颈口的过程。

### 松弛素

松弛素帮助皮肤保持弹性，使之更容易拉伸。缺乏松弛素会导致妊娠纹。

### 睾酮

从孕8周起，男宝宝体内开始产生睾酮并引发脑部变化。女宝宝体内如发生高浓度睾酮聚集，会导致宝宝出现假小子的特征。

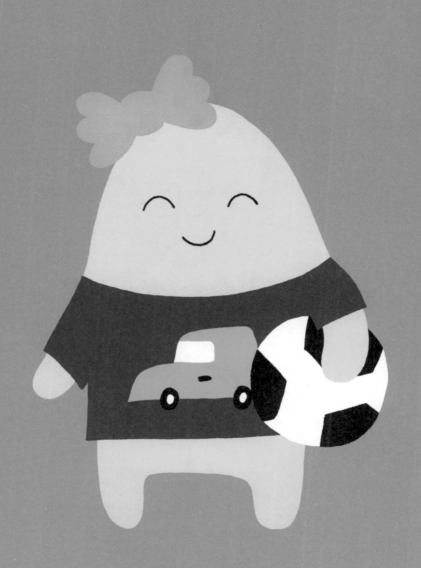

# 第 9 周

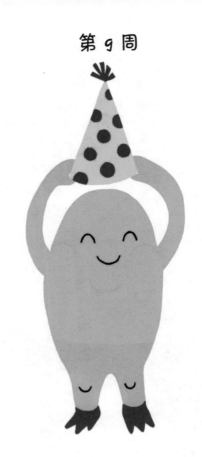

## 小家伙

胚胎现在长 2 厘米，重 2 克。头部变得尖尖的，尾巴——没错，宝宝此时还有一条小尾巴——与胳膊和腿相比变得越来越短。肘关节出现，腿的端部可辨识出脚趾。眼睑也已长出。将发育为骨骼的组织逐渐钙化、硬化，本周开始的成骨过程将一直持续到宝宝出生后。

# 第 9 周

## 孕妈妈

第 9 周对母亲来说是有些辛辣的一周——常有无名之火涌上心头，还会被压力和担忧的情绪所淹没。这段时间各种纷扰接踵而来。你满脑子都是有关怀孕的想法，而那位未来的爸爸有时却表现得似乎还没怎么意识到你已经怀孕，尤其从没做过爸爸的他可能无法看到问题的"严重"。他也许会想，呵，离我当爸爸还有 6 个月的时间，那就先在深海潜水上搞点个人突破吧。他或许还会在他黑金属吉他手的职业生涯上继续奋斗，以及（或者）向荷兰国际银行网站发动一场 DDoS 攻击，尽管此时你希望他能让你感觉可以信赖、可以依靠。虽然有时看起来令人绝望，但也别这么快把男人一棍子打死。即便最冷漠的工作狂在和宝宝玩耍几周后也会学会关心别人，或者从最蹩脚的游戏狂变成成功的企业家。目前当然别抱太高期望。要知道，男人们情愿通过打 FIFA（国际足联）游戏而不是通过语言表达他们的情绪。这样的脾气对抚慰孕妇自然没什么帮助，但是也别怪他们，因为男人的很多情绪无法用语言表达——可能是他们自己从不说起这些情绪的缘故。所以和男人很难面对面坐下来好好讨论，最好是找点可以一起做的事情，比如一起去树林里散步，一起去购物。男人在和对方并肩行走时比面对面坐着更容易敞开心怀。

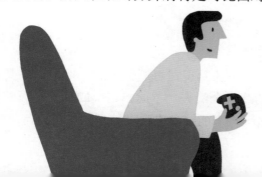
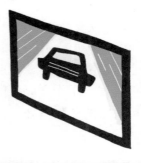

# 第 10 周

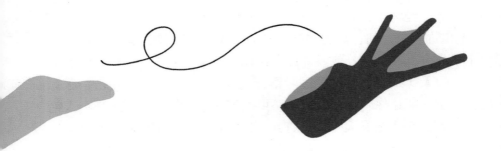

## 小家伙

　　小家伙有 3 厘米长，4 克重。胚胎现在每周会长大 1 厘米。胳膊和腿长得很快，手指和脚趾间的蹼完全消失。本周，宝宝的胸腔和腹腔会通过生长中的横膈肌分开，这是将来能够自主呼吸的必要一步。

# 第 10 周

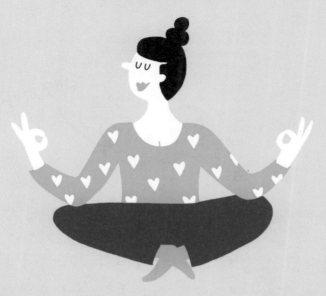

## 孕妈妈

　　如果医疗保险方面的事让你倍感压力，那么深呼一口气，因为还有很多其他事值得你担心，所以尽量放松。如果做不到，那就马上报名参加一个孕妇瑜伽班、孕妇冥想班或者禅修班，一定要让自己放松下来。怀孕的时候千万别怕体态变得臃肿，因为你最终肯定会变成那样，哪怕你是一个穿着传统服饰每天从早到晚切奶酪的勤劳荷兰女孩。

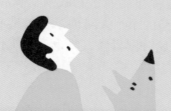

# 第 11 周

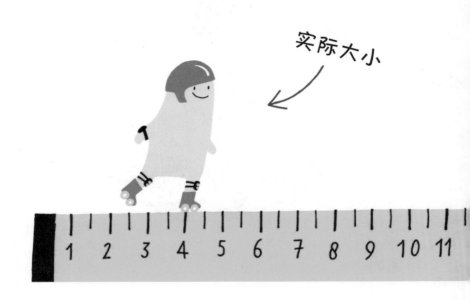

实际大小

## 小家伙

本周起，小家伙可以被称作胎儿了。眼睛、嘴和鼻子开始慢慢长成。小蝌蚪变成了有一张小脸的小小人（4厘米长，7克重）。成年人有的，胎儿现在也都已具备。胃开始分泌胃酸，肾也开始工作。膝盖和肘等各大关节初具雏形。

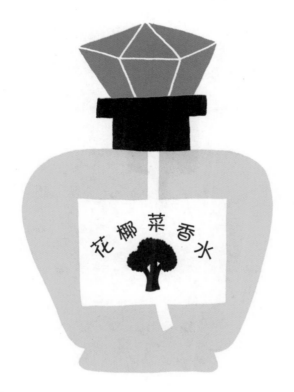

## 孕妈妈

你能闻到各种气味。你可以闭着眼睛在城里找到路。在超市的肉类柜台，你左顾右"闻"地几乎能把脖子扭断。最诡异的东西你都会突然觉得无比芬芳。雌激素水平和你的嗅觉似乎有一定的关系，女性在孕期拥有比男性更灵敏的嗅觉，而青春期前的女孩和更年期后的女性的嗅觉能力则与男性并无大异。

# 第 12 周

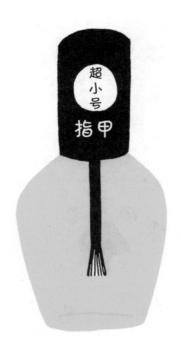

超
小
号

指甲

## 小家伙

胎儿现在长 5.5 厘米，重 14 克。起初在头两侧的眼睛移到了正面，耳朵也长到了正确的位置。手指上长出小小的指甲，头上开始有了头发，口中也出现第一组牙齿。

# 第 12 周

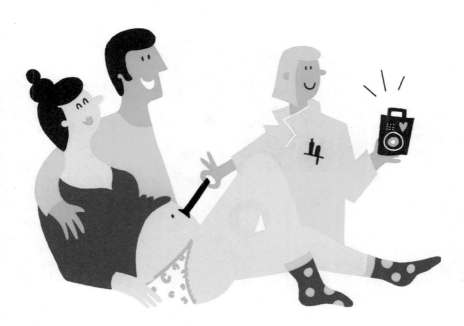

## 孕妈妈

第 12 周起，产科医生可以使用小型多普勒设备听到宝宝的心跳。有条件的话，拉着你的先生陪你一起去检查，因为这是神奇的一刻。那颗小而有力的心脏正尽全力快速跳动，这也意味着此刻流产的风险已大大降低。可能你并不容易听到产科医生所说和所解释的那些声音，而且因为体内荷尔蒙作怪，你也很可能一出门就忘了刚才听到些什么。这些都是健忘症的初步症状。也正由于这个缘故，身边有人陪伴会更方便一些——一个让你先生取消那些"重要"会议陪你一起检查的绝佳借口。一定要把他拽去医院，但别把他的头发都拽掉了。

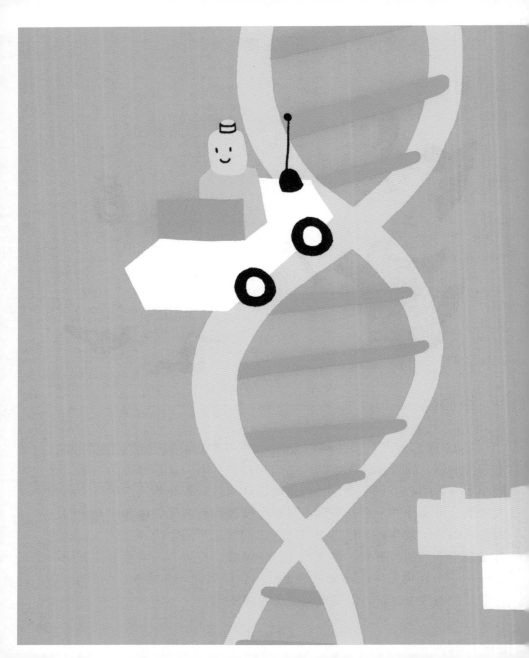

# 23 对染色体

　　染色体在怀孕过程中至关重要。但它们究竟是什么?以下是一堂微观层面的生物课。

我们是由皮肤细胞、肝细胞、脑细胞、肌肉细胞等总共约 100 亿到 1000 亿个细胞构成，总之非常非常多。如果把一间教室装满食盐并立马关上门，那么这间教室里就有大约 10 亿颗盐粒，而人体的细胞总数是它的 10 到 100 倍。

## 蛋白质的乐高积木

细胞就像一个小袋子（细胞膜），里面装满水、盐、脂肪、碳水化合物和蛋白质。人体内有超过 5 万种蛋白：坚硬的"结构"蛋白，如头发和皮肤，以及"功能"蛋白，如血液中运输氧的血红蛋白。可以把蛋白看作乐高积木搭成的一间间小房子、一辆辆小汽车和一台台小起重机。那些乐高积木块称为氨基酸。地球上约有 100 种不同的氨基酸，其中的 20 种为"基本"氨基酸，它们无法通过其他氨基酸和矿物质在体内合成，而必须通过食物摄入。

## DNA "绳梯"

蛋白质通过严密的拼接方案组合在一起，这些方案由每一枚体细胞核内的 DNA 分子精确记录。DNA 分子如同一条长长的绳梯：两条长链，中间许多小横杠。每条长链由 4 种物质构成：胸腺嘧啶（T）、腺嘌呤（A）、胞嘧啶（C）和鸟嘌呤（G）。别去管那些烧脑的名字，想想乐高积木那样互相堆积在一起的氨基酸。胸腺嘧啶和腺嘌呤通过碱基对（小横杠）相连，胞嘧啶通过碱基对与鸟嘌呤相连。如果把绳梯的两条长链分开，则两条的走向刚好相反，所以半个 DNA 分子可以作为复制另一半的模板。

DNA 绳梯好比一本书。T、A、C、G 四种物质的不同组合可以看成一份菜谱。比如，TACATGGCACCTATT 就是一道简单的蛋白质的配方，字母顺序表明氨基酸之间如何拼接。上面这串字符解读出来就是：

TAC：开始
ATG：取出积木块酪氨酸
GCA：把它搭在精氨酸上
CCT：再一起搭在甘氨酸上
ATT：结束

DNA 分子中有成千上万种拼接制造蛋白质的编码组合。我们把这样一份蛋白质配方称作基因。DNA 不仅包含基因，还有很多似乎无意义的长段信息，也有可能有意义而我们尚不清楚它们的作用。

为了包含人体全部编码信息，一个 DNA 分子长度可达若干米。如果没有像风筝线一样盘绕在某些特别的如同卷轴的蛋白周围，DNA 长链会自己缠绕在一起。这些能各自固定一个 DNA 分子的"卷轴"蛋白共23 种，与 DNA 长链结合后称为染色体。

## 色盲

每条染色体一半来自父亲，一半来自母亲。人类细胞核包含 46 条（23 对）染色体，因此大部分蛋白都有两种形态，一种根据父亲的编码信息构成，一种根据母亲的信息构成。A 型血父亲和 B 型血母亲所生孩子的血型可能为 AB 型。有时其中一种被称为显性，比如决定眼睛的颜色时，褐色为显性，蓝色为隐性。决定褐色的蛋白产生足够的色素，使眼睛显出褐色。同一功能由两种不同蛋白决定实则是一种自我保护机制。若母亲的 DNA 出现问题，通过父亲的 DNA 就可以发现并避免这个问题。反之亦然。

女孩的全部染色体都具有完美的对称形态，每对染色体中的两条包含相同的基因，高度类似。男孩的染色体也具有对称形态，除了一对。那对例外的染色体由来自母亲的 X 染色体和来自父亲的 Y 染色体组成。Y 染色体比 X 染色体短很多，并且仅包含与生成睾酮有关的基因。因此男性获得的 X 染色体没有第二套方案，一旦出现问题则会直接反映出来。一个广为人知的例子是红绿色盲。来自女方染色体上的问题会在男孩身上显现，而女孩只有在两条染色体都携带色盲基因时才会出现问题，因此女孩几乎很少发生色盲。

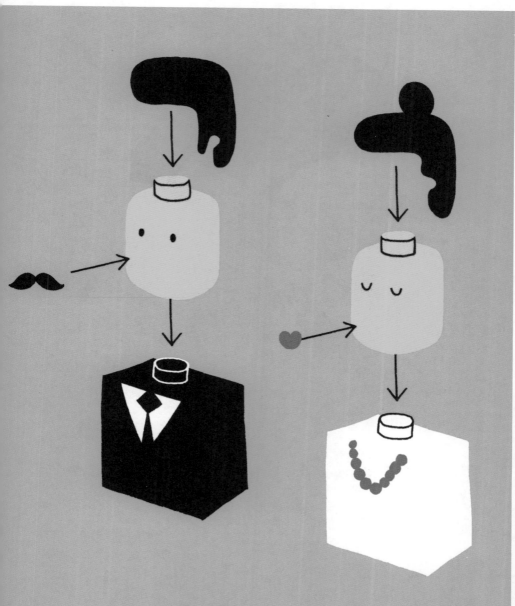

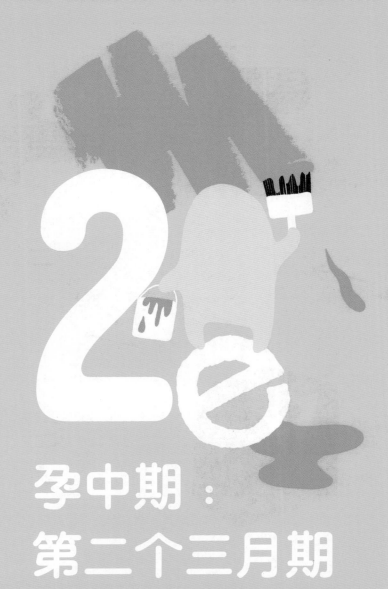

孕中期：
第二个三月期

孕期的中间三个月，宝宝大致已经长成。器官都已成形，只待继续成熟。孕妇此时的压力稍稍有了缓解。许多人在这个阶段会感觉良好、精力充沛，甚至有气力去盖一座新房，或者至少能去给墙壁刷一层新的色彩并装饰宝宝的房间。体态上，你会逐渐显现出怀孕的特征，乳房变大，肚子隆起。这一阶段，你也会第一次感觉到腹中的宝宝在踢你。

# 第 13 周

## 小家伙

　　宝宝（7.5 厘米，23 克）现在开始有了感觉，有时还会动一动水果糖针般的小手指。想象一下那小手指第一次感受到自己的迷你小脸蛋和第一次用小嘴唇做出"噗噜噗噜"的样子。宝宝或许还发现了吸吮自己大拇指的乐趣。这些都能让他专心忙上好一阵。本周起宝宝开始有了味觉，也可以用鼻子闻到气味了。

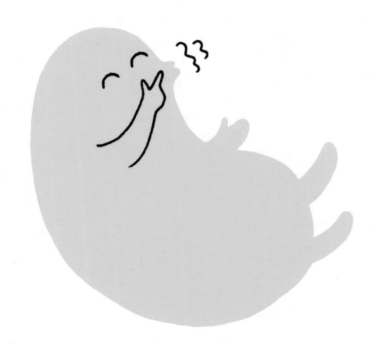

# 第 13 周

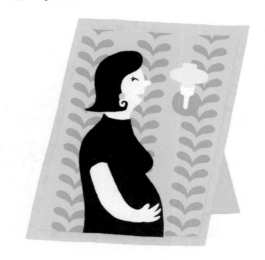

## 孕妈妈

在荷尔蒙和生活状态改变的影响下，你可能会对以前不怎么留心的东西有了更多的兴趣。你的妈妈怀你的时候也是如此，感觉所有东西都焕然一新。有时你会突然想大哭一场，然后倚靠在别人的臂膀下。3 个月前还坐在沙发上一边津津有味地啃着鸡腿一边看晚间 8 点档新闻的你，现在已经无法直视哭泣的儿童和战争暴行。要知道，此时男人们却与你刚好相反。他们会暗自忖度，完了，我坐的这趟列车正在驶向深渊，我只有几个月的时间实现个人目标的突破、完成杰作或者挣得工作上的最佳表现。他们表现得狂躁不安，而此时你却最需要肩膀上有一只温暖的手。冷静。你已经是妈妈了，你的肚子里有宝宝，而宝宝还不知道有个爸爸。慢慢来。告诉你的丈夫自己感到不悦或者孤独，希望他能搂着你给你慰藉。大部分男性都愿意安慰失落的女性，只是有时需要有人在背后轻轻推一把。

# 第 14 周

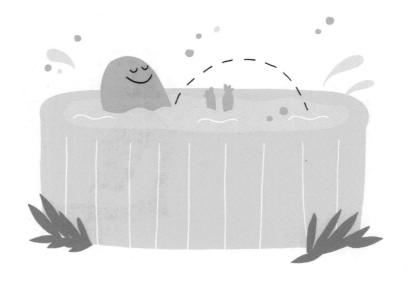

## 小家伙

尽管宝宝（9 厘米，43 克）的大部分排泄物会通过脐带排出，但他有时也会在羊水里尿尿。从第 6 周起逐渐生成的肾脏现在开始工作。宝宝的嘴和舌头也可以活动，并能做出吸吮的动作。宝宝吞入的羊水会经过肾脏形成尿液再排出，所以羊水的质量至关重要。羊水是由血浆、宝宝尿液和 200 多种蛋白质构成的"鸡尾酒"，既来自母亲也来自宝宝。它是一种神奇的液体，细菌无法繁殖，所以羊膜穿刺术后几乎不会发生感染。它提供宝宝充足的游泳练习，防止休克，并且不论你自己感到多冷或多热，它都能始终保持恒温。通过"吸入"和"呼出"羊水，宝宝肺部的呼吸功能也得到了锻炼。

# 第 14 周

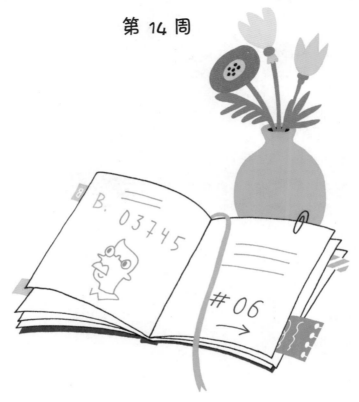

## 孕妈妈

孕期中间 3 个月的开头，你可能会比之前感觉好些（如果之前感觉不怎么样的话）。卵巢开始减少给你带来呕吐感的人绒毛膜促性腺激素的生成。当然，你还会经常担心宝宝，担心自己，担心那个奇怪的爸爸，担心时不时的腹痛或者完全没有疼痛。担心是正常的，可如果过分担心而给你造成困扰，那就试着给附近所有的家庭医生、产科医生和助产士打电话，直到获得令你满意的回答为止。恭喜你成为绝不信任第一位医生、对话者或作者所给出的解答的孕妇一族成员。

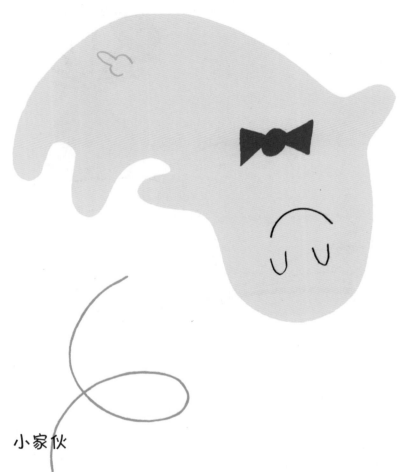

## 小家伙

宝宝（10厘米，70克）从第13周起可以独立活动四肢，并变得灵活起来，甚至可以翻跟头。肾脏继续发育。躯干相较于巨大的头部也长得更大了一些。小小的身体上长出细微的毛发。

# 第 15 周

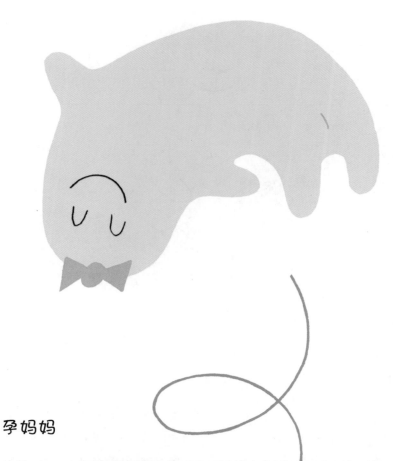

**孕妈妈**

    从第 14—15 周起就基本可以通过超声仪判断宝宝的性别了。一些妈妈等不到第 20 周，此时就迫不及待地做非医学超声检查，来看看自己的宝宝到底是男孩还是女孩。

# 第 16 周

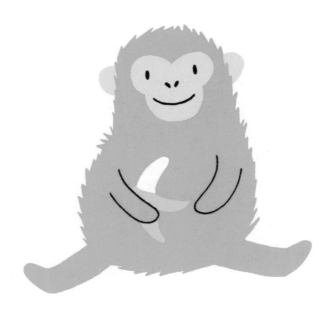

## 小家伙

宝宝（12 厘米，100 克）头上长出了薄薄的一层毛发，再过几周就会覆盖除脚底和手掌外的全身皮肤。这些毛发没有颜色，十分柔软，与成人皮肤上的汗毛不同，称为胎毛。猩猩宝宝也会在成长的这一阶段长出胎毛，而人类胎毛在孕期 8 个月后会逐渐消失，也有一些宝宝一直保留到出生之时。胎毛最终会被替代。同样在本周开始生长的眉毛则是一种永久毛。宝宝头上稍后也会长出永久毛——头发。

# 第 16 周

## 孕妈妈

　　有经验的妈妈们此时可能已经知道如何分辨胎动和腹部胀气。胎动有点类似大肠胀气，或者好像某个精灵在你的腹中爆爆米花，但实际并不一样。从现在到未来 6 周你会确定你所感觉到的一定是宝宝。孕妇往往出现浮肿，加上血液成分的变化，组织中容易形成积液。普通人可能不太理解，其实大量喝水有助于缓解浮肿，因为大量水分的摄入可以帮助更多地排出水分。不少孕妇从肚脐到耻骨周围还会出现深色条纹，即所谓的黑中线，这主要是由于体内色素的增加。此外，你会经常鼻塞，而这类典型的孕期感冒现象和过多流入身体组织的血液有关。额外的血液会导致鼻黏膜血管充血肿胀而阻塞鼻腔。同样的原因不仅造成鼻塞，有时也会引发流鼻血。本周，你体内的抗体会直接进入宝宝的血液。现在可以提前预约好第 20 周的全面超声检查，到时产科医生会检查宝宝器官生长情况，发育是否良好，身体有无任何异常以及羊水是否充足。

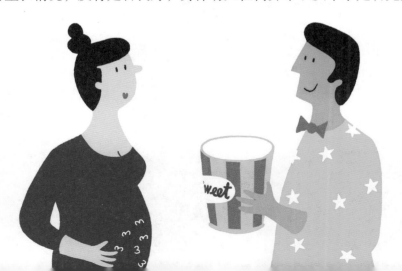

# 宝宝的
# 灵魂

现在在你腹中的是什么？是一个小小人，还是仅该称作一枚受精卵？假设你怀了一对双胞胎，是在第一时间就是两个还是后来什么时候受精卵一分为二的？如果你认为这是些无聊的问题，就请直接跳过本节。如果觉得思考一下这些问题似乎有些意思，那么以下的生物伦理思想可供你品味。

## 受精卵

受精卵是一颗没有知觉、没有感觉也没有思想的小圆球。然而你也可以认为受精的那一刻 DNA 就被确定了下来，一个有着独立行为和思想的新人类的基础已经形成。说得玄乎一些，"灵魂"从一开始就已经出现了。这也是一些宗教团体把服用紧急避孕药视作谋杀的原因。

## 双胞胎

双胞胎又是怎么一回事呢？一枚受精卵有可能发育为两个独立个体的同卵双胞胎，他们拥有相同的 DNA，但性格各异，即有两个"灵魂"。双胞胎产生于受精 2 周后的原肠胚形成期。原肠胚形成期往往被认为是个体灵魂产生的时期。因此，荷兰及其他许多国家只允许受精 14 天后开展对受精卵的研究。

## 脑电图

其他一些生物伦理学家认为，在脑电图显示大脑活动后一个人才真正开始有了生命。处理各类事故善后所遵循的原则也是如此。当器官捐献者不再有脑电图活动时才会被宣布死亡，其器官才可被使用。那么同样的道理为什么不能倒过来？是不是也可以说一个人首次被脑电仪测量到大脑活动的时刻即为其生命的开始呢？这与意大利天主教哲学家托马斯·阿奎纳的思想有共通之处。他写道，怀孕过程中"灵魂"的附体发生在身体成长到可以容纳人类理性灵魂的那一刻。从第 12 周起可以测量到胎儿第一个脑部信号。第一组脑波出现在第 24 周后，这也是荷兰法律允许合法堕胎的最后一周。

## 出生

还有一些生物学家认为，出生的一刻是宝宝真正拥有生命的开端，因为此时宝宝才第一次离开母体独立生存。宝宝吸入第一口空气的时候，肺、心脏和血管都发生了变化。越来越多的证据证明，胎儿在腹中从未醒过，只有在出生后才第一次苏醒。

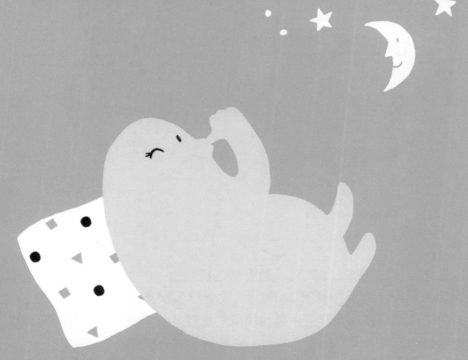

# 第 17 周

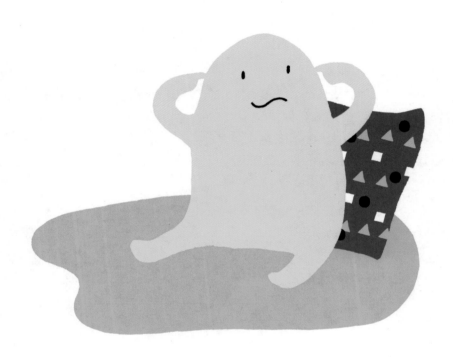

## 小家伙

宝宝（13 厘米，140 克）的听骨已长到位，也许此时宝宝已经能听到你的歌声。从现在到第 20 周，宝宝会第一次接收到外界的声音。一些孕妇能感到宝宝会对笑声做出踢腹的反应。如果还没有任何感觉，也不用担心，有时需要再等上几周，尤其当你第一次做妈妈。

# 第 17 周

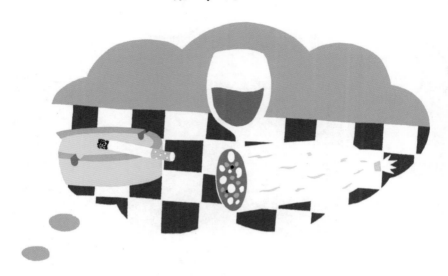

## 孕妈妈

　　这个阶段你的脸颊红润，气色会很不错。尽管肚子一天天大起来，你会对这也不行那也不行的各种孕期禁忌越来越感到厌烦——禁酒、禁烟，还不能吃西班牙香肠。当然了，你应该不会讨厌把清理垃圾桶的事交给别人这项特权。有时你会觉得自己始终被人紧钉着并被碎碎念，尤其在忍不住想抽一口烟或抿一小口酒时，总能感受到那些知道什么会对宝宝有害的人们胸中那股混杂着谴责和愤怒的心情。"一周摄入两个单位的酒精就会有怎么怎么样的概率。""专家说吸烟母亲生出的宝宝会怎么怎么着。"没错，你不是小白鼠，也不是统计图表上的某个点。我也知道你没喝那一个单位，不是某某指标中的那 0.2% 或 0.4%，但不妨读一读 81 页上有关脑部发育的那一段。

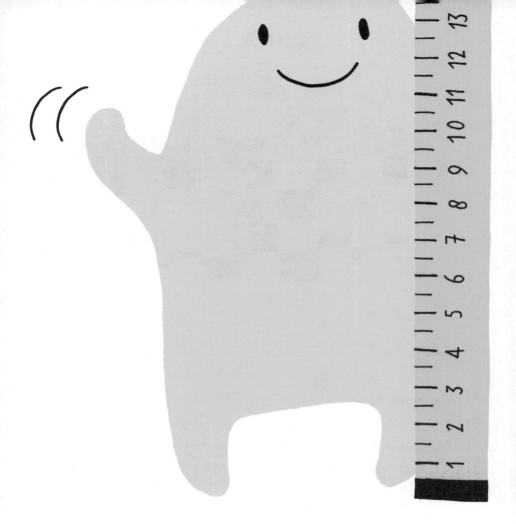

### 小家伙

宝宝长得很快，现在有大约 14 厘米长，200 克重。小身体继续长大，和那个大脑袋的比例越来越趋于平衡。

# 第 18 周

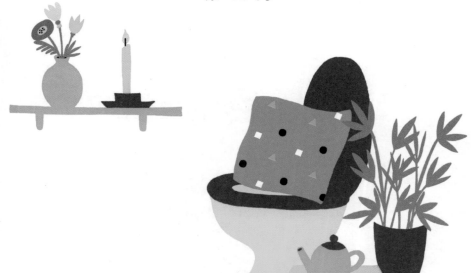

## 孕妈妈

怀孕的这个阶段，你可能会出现眩晕和呼吸急促，皮肤表面也可能生出深色斑点。如果孕期刚好在夏季，记得多涂抹些防晒霜，防止脸部色斑的形成。本周前后，体内黄体酮已全部由胎盘产生。有时你会觉得自己像是要长住在卫生间里了，专家们尚未对便秘是由黄体酮还是雌激素所导致形成共识，但孕期的各种荷尔蒙似乎会使肠道周围肌肉松弛而影响排便。多吃些纤维食物和多散步都能稍许改善这方面的困扰。去卫生间的时候，找点可以阅读的东西或者带上充满电的手机也会有所帮助。

# 第 19 周

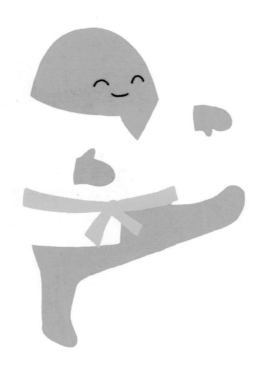

## 小家伙

宝宝（15 厘米，240 克）开始真正有感觉了。各感觉器官与其相对应的脑部区域建立了联系。从本周起，皮肤表面的神经纤维开始与脊柱相连，宝宝有了第一次的反射动作，这些反射动作多是非意志性的肌肉收缩。神经周围出现髓鞘，各种信号从而可以更快速地在神经间传递。如果宝宝是个女孩，此时则已经发育出了卵巢和卵细胞。所以某种角度而言，从这周起你就是一个"外祖母"了。

# 第 19 周

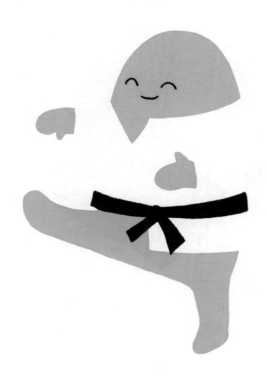

## 孕妈妈

宝宝胎动的感觉会越来越明显，甚至在腹部外侧也能感受到。把放在腹部表面的手轻轻地换个地方，宝宝有时会跟着游到那边。如果胎盘位于后侧，胎动的感觉可能不会那么明显。一些孕妇 24 周之后才会感觉到胎动。这种情况多少会令你有些困惑，一方面你不再感到恶心和疲劳，可同时也感觉不到宝宝，就像没有怀孕一般。

# 第 20 周

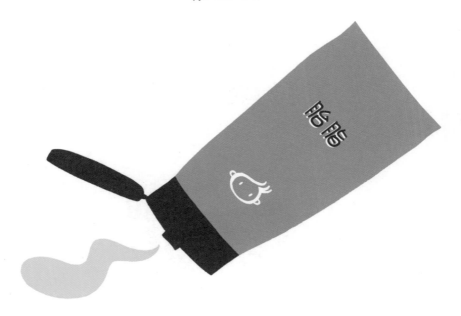

## 小家伙

宝宝现在有 16—17 厘米长，大约 300 克重。（如果参考其他孕周表，这些数字会有所不同。从第 20 周起，产科医生会使用另一套测量方法，即测量头顶到脚的长度，而不是到臀部的。依照这种方法，宝宝现在的身长平均约 26 厘米。）人的皮肤分为上层的表皮和下层的真皮，而本周是宝宝皮肤发育的重要阶段。腹中的宝宝像是被涂了一层软膏，这层名为胎脂的软膏保护着他的皮肤。胎脂含有抗菌蛋白，使宝宝皮肤不受胎便和羊水的侵蚀。近年来，出于保护宝宝的考虑，一般都不建议在出生后马上洗去这层胎脂。

# 第 20 周

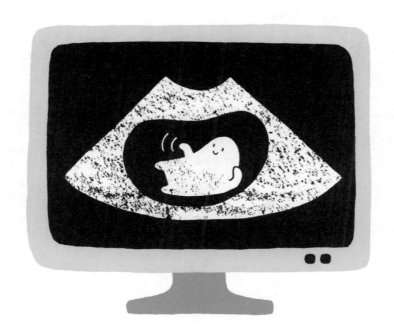

## 孕妈妈

　　孕期已经过半。除了肺部，宝宝已经基本成形，只需继续快快成长。本周会进行一次排畸检查，这也被称为孕 20 周 B 超或大排畸。在 30 到 45 分钟时间里，宝宝的身体状况和器官生长位置会接受仔细检查。虽然不是主要目的，但筛查过程中基本能够准确判断宝宝是男孩还是女孩。

# 男孩还是女孩？

宝宝是男孩还是女孩取决于受精时的精子细胞。如果精子细胞含有 X 染色体，宝宝就是女孩；如果含有 Y 染色体，宝宝则是男孩。但是在孕 8 周之前，男孩和女孩没有区别，或者说所有的宝宝都是女孩。

受精后第 8 周，尚在宝宝体内的睾丸开始生成睾酮。所有男孩特征都是睾酮作用的结果，包括促使睾丸从体内下沉到体外并长出小鸡鸡。因此对宝宝而言，并非雌激素作用带来女性特征。女性特征是基本特征，在睾酮影响下男孩才显现男性特征。地球上第一个人不是亚当，而是夏娃。

## 从假小子到窈窕淑女

睾酮分泌开始于孕 8 周，孕 16 周达到高峰，到孕 24 周下降。因此，第 10—25 周对宝宝的性别特征形成至关重要。母亲的睾酮分泌对宝宝也会产生影响。有假小子特征的女宝宝，其孕妈妈子宫中的睾酮浓度会较普通女宝宝母亲的子宫睾酮浓度更高。由于孕期大大小小的荷尔蒙波动，几乎所有男女宝宝都会带有对方性别的一些特征。不可思议的是，最具女性特征的宝宝有时是男宝宝。有些男宝宝由于体细胞基因变异而对睾酮不敏感，他们无法发育出男性生殖器官，长大后也没有阴毛、腋毛，还会有特殊的体味。他们比女性更女性，但是无法生育，因为必须获得两条 X 染色体才能具有生育功能。刚出生的宝宝只能根据有没有小鸡鸡来判断性别。从受孕一刻起，男宝宝的脑部发育也和女宝宝不同。男孩的脑部更大更重，但不如女孩紧凑。受睾酮影响，男女大脑左右半球的连接也不尽相同。出生后，男女宝宝脑部的不同会很快变得明显。受大量睾酮影响的男孩会对物件充满兴趣，如挂在婴儿床上方的小汽车；而纯粹的女孩则对人们的面容更感兴趣。大部分宝宝介于这两种极端之间。

# 第 21 周

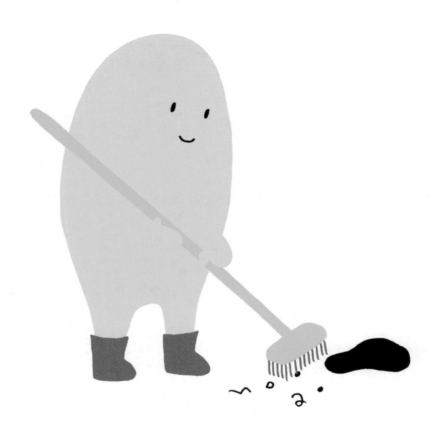

## 小家伙

  宝宝的肠道开始清理所吞入羊水中的毛发和垃圾，肠道内逐渐形成胎便———一种焦油状的物质。如果这是你第一次怀孕，在宝宝出生的前两天你就能看到胎便，绝对会让你终生难忘。

# 第 21 周

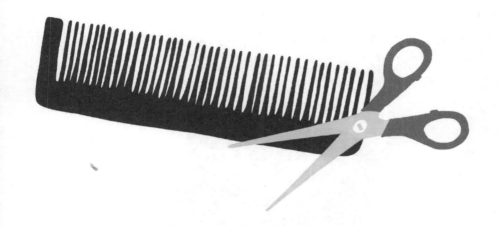

## 孕妈妈

怀孕的后 20 周期间，一些孕妇会有胃反酸的反应，这是一种从胸骨到喉咙底部的灼烧感。欧洲传统认为，有此类胃反酸症状的孕妇会生出长了头发的宝宝。《都柏林城》一书的作者凯瑟琳·科斯蒂根饶有兴味地试图揭穿这个迷思，但调查结果出乎她的意料。82% 有胃酸灼烧感的孕妇的确生出长了头发的宝宝，大部分没有这种不适的孕妇生出的宝宝则没有头发。一些理论认为，刺激宝宝头发生长的黄体酮和雌激素同时也对食道括约肌有松弛作用，从而使胃酸能够轻松地从胃部流出。好吧，你要真有胃酸不适，记得提前买好婴儿梳子和洗发水。

# 第 22 周

## 小家伙

宝宝已经是一个迷你版的小婴儿了。和真正的婴儿一样，有红润的小嘴唇、眉毛和睫毛，但是只有 28 厘米长，430 克重。骨骼继续硬化。如果是一个男孩，睾丸此时逐渐由体内下沉。

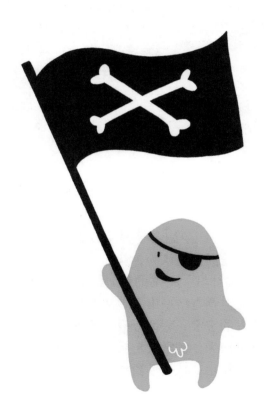

# 第 22 周

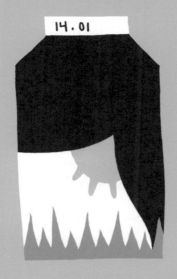

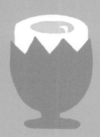

## 孕妈妈

宝宝牙齿和骨骼生长需要钙、维生素 D 和磷。这也是产科医生总是喋喋不休地让你摄入足够钙质和维生素 D 的原因。酸奶、鸡肉和蛋类中都富含磷，所以磷很少被强调。良好的膳食首先是为了你自己。如果宝宝无法通过血液获得充足的养分，他就会从你的身上汲取。女性在孕期（以及哺乳期）的骨密度会下降 10%。所以孕妈妈此时要格外注意钙和维生素 D 的补充。此外，你的腹部会由于子宫及周围肌肉拉伸而产生刺痛感。虽然有些难受，但很正常。如果还是不放心，可以向产科医生或社区医生咨询。不要担心给别人添麻烦，没人会嫌你烦，因为谁都怕孕妇。

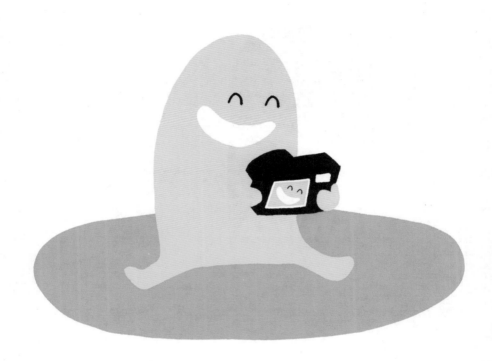

## 小家伙

　　宝宝现在有 29 厘米长，约 500 克重。小家伙在练习呼吸，偶尔还会用小手去抓脐带。皮肤下的小血管开始生成，由于皮肤仍然是透明的，所以可以清楚地看到这些血管，当然前提是先在你的子宫里摆上一台摄像机。

# 第 23 周

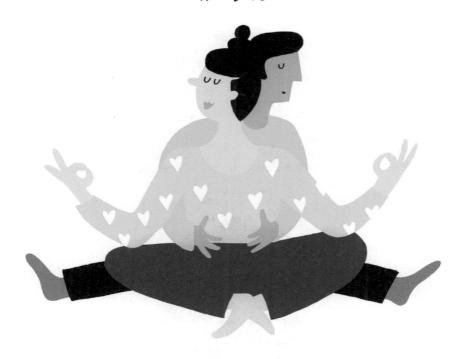

## 孕妈妈

    现在，那位未来的爸爸也可以感觉到宝宝在母亲腹中的踢腿了。如果把头侧贴在你的腹部，他会马上迎来一阵空手道踢的伺候。第一次看到你的肚子会动，爸爸很有可能会脸色煞白感到不适，尤其是如果他刚刚看过那些异形的影片。现在是两人一起做呼吸、瑜伽、冥想和催眠分娩练习的好时候。"催眠分娩？我可不是特立独行的嬉皮士。"没错，你不是嬉皮士，但还是可以好好考虑一下，特别是如果你经常忧心忡忡而且怕疼的话。"谢谢，我情愿选择脊柱麻醉。"好吧，那也行。

# 第 24 周

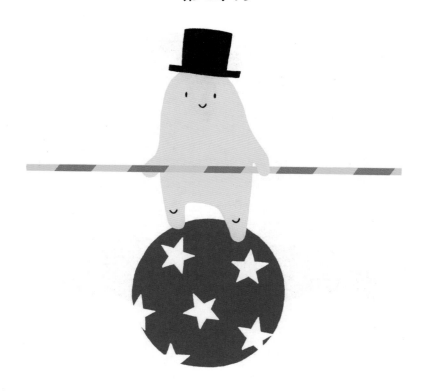

## 小家伙

宝宝现在有 600 克重，30 厘米长。他的平衡器官开始发育，逐渐有了平衡感，对周围的环境也因此有了新的认识。这段时间，他的神经与大脑皮层相连，第一组脑波开始形成。宝宝本周可能可以感受到疼痛，但也可能因他的大脑皮层不够发达而仍感受不到。从第 24 周起，荷兰法律不再允许堕胎，而胎儿此时离开子宫后有 50% 的概率可以存活。

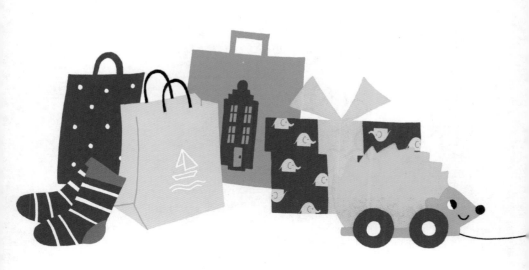

## 孕妈妈

虽然拿怀孕当借口可以舒舒服服地躺在沙发上边看电视边吃薯片，但你还是偶尔站起来动一动比较好。人体结构更适合行走、跳跃和游泳，而不适合长时间坐着。揣上信用卡去城里的各个婴儿用品商店逛逛，买些连裤袜、围兜什么的回来，这样有助于保持体形。

# 脑部的发育

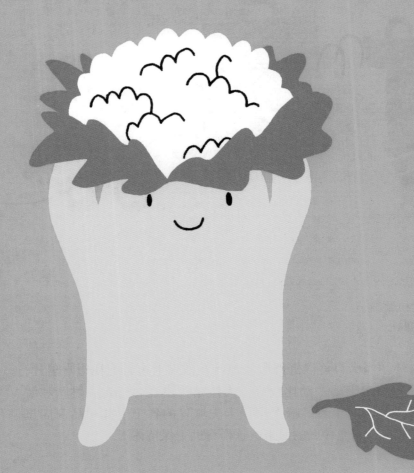

大自然中有各种美妙而复杂的结构，比如盆栽的枝杈和珊瑚。把蝴蝶翅膀放大，可以看到无比奇妙的形状。但世界上最复杂的结构却是人脑。（尽管这个结论因为是在某人大脑控制下作出的而多少有些令人存疑。）

## 从细胞到脑半球

干细胞，一种能变为任何组织的细胞，在胚胎早期阶段分裂成不同种类。受精两周后，腹中的受精卵发育成由3层不同的细胞构成的胚胎：外胚层、中胚层和内胚层。外胚层是最外面的一层"壳"，里面是中胚层的"果肉"，再往里是"核"——内胚层。从此时起，细胞不再具有变为任意组织的能力。内胚层将形成肠道、气道和胃，中胚层发育为骨架和肌肉，外胚层细胞变为皮肤、神经细胞和脑。

受精卵的顶部有一条槽。这条槽会逐渐变深，再由上部合拢形成一个小管——神经管，这便是从臀部到鼻尖贯通全身的神经通路的雏形。一般来说，神经管末端会最终闭合。如果前神经孔闭合不全，将导致唇裂；如果后神经孔闭合不全，则导致脊柱裂。大家都建议孕妇多服用叶酸的原因正在于此。当你摄入足量的叶酸后，神经管闭合出现问题的风险会减小。

前神经孔的3个小泡会分别承载两个脑半球和脑干。第一和第三个小泡还将各自变成5个小泡，它们是脑半球各区域的雏形（间脑、中脑、脑桥、小脑和延髓）。

## 脑细胞工厂

神经管内侧变成生产脑细胞的工厂。通过细胞分裂，每秒约有 5 万个新神经元生成并在神经管内侧的脑腔周围形成一层新的神经细胞。脑泡前部生长出树状结构的神经细胞，即神经胶质细胞。新的神经细胞沿着这些树状结构不断向上迁移。首先到达的神经元成为脑部的最深层，最后到达的神经元（孕 26 周）成为脑部的最外层。酒精会影响这个移动过程，并能穿过保护脑部免受有害物质损伤的血脑屏障，所以人们才会对那一小杯酒如此紧张。2012 年面向丹麦 1628 名孕妇的一项大型研究显示，每周饮酒 1 到 8 个单位（国际公认的饮酒标准：10g 酒精，简称一个标准单位的酒精）的孕妇所生产的婴儿与完全不饮酒的孕妇所生产的婴儿没有显著区别。似乎每周喝几个单位的酒也并无大碍。但女性往往记不清楚自己到底喝了多少，她们喝的比自己认为的更多，因此大部分建议都宁可趋向保守。请你也滴酒勿沾。

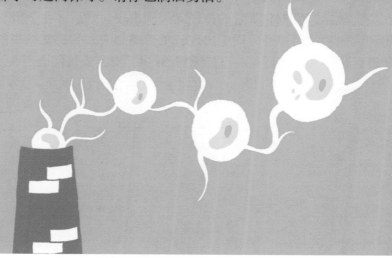

## 微型电线

神经细胞到达最终位置后开始伸出枝杈并逐渐变长，与其他神经元建立连接。这些连接就是突触。可以把它们想象成连接不同神经细胞的微型电线。突触的生长从孕期中间三个月开始并持续终生。生长出的纤维组织分为两种：接收信号的树突和传递信号的轴突。这些纤维结构不仅取决于遗传因素，而且会受到环境因素的影响，如健康、饮食和母亲的精神状态。


## 髓鞘

脑部成熟的最后一步称为鞘化。沿着枝杈会有一层髓鞘生成，一种帮助由脑细胞发出的信号更快传递的脂肪。髓鞘在宝宝出生后不久就会在负责触觉、嗅觉和听觉的神经元周围出现，之后才在负责更复杂的联想和认知功能的神经元周围出现，负责规划未来和感知结果的前额叶皮质最后鞘化。这个过程一直持续到 20 岁，有些人可能会更久。

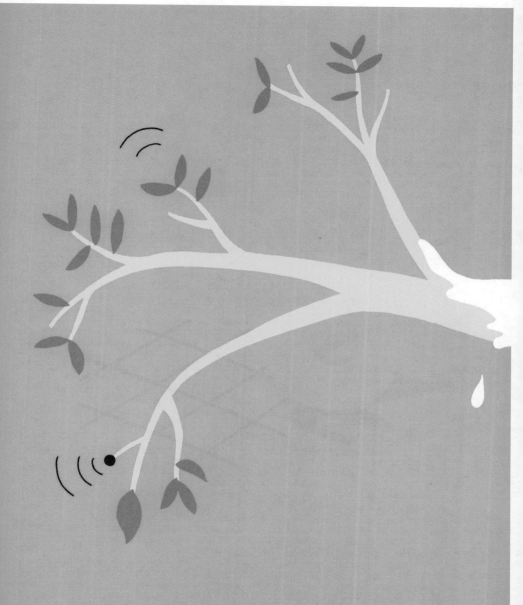

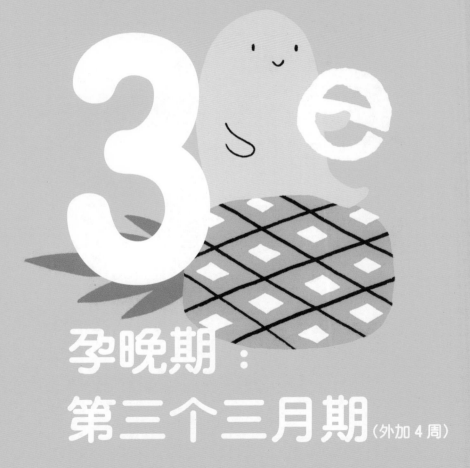

# 3e

# 孕晚期：
# 第三个三月期（外加 4 周）

孕期最后的三个月。这一阶段，宝宝只有一个任务——继续长大，而你的腹部会变得更大、更不方便，晚上睡觉时很难找到一个舒服的位置，偶尔还会憋不住尿。至于整天需要用手托着后背支撑身体就更是家常便饭了。此时的你十有八九已经受够了怀孕，想吃些菠萝、洋蓟什么的（欧洲人认为菠萝、洋蓟有催产助产的功效）早些把宝宝生下来。

# 第 25 周

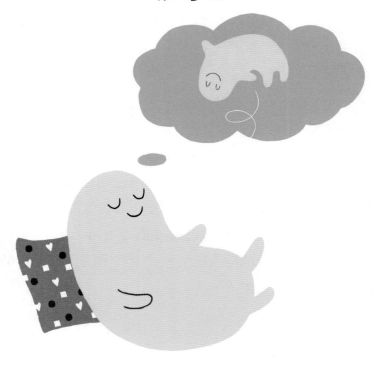

## 小家伙

宝宝现在有 35 厘米长，660 克重。脑电图显示宝宝在这一阶段会经历多种睡眠状态，而大部分时间他都处于快速眼动睡眠中，即人们常说的梦境睡眠。宝宝也会有更大动静的活动，包括轻轻翻腾和潜泳。对于腹中胎儿是否有醒着的时候，专家们意见不一。许多研究人员认为，宝宝在出生后氧气首次进入肺部时才真正醒来。羊水中含有的腺苷也是一种天然的催眠药物。

# 第 25 周

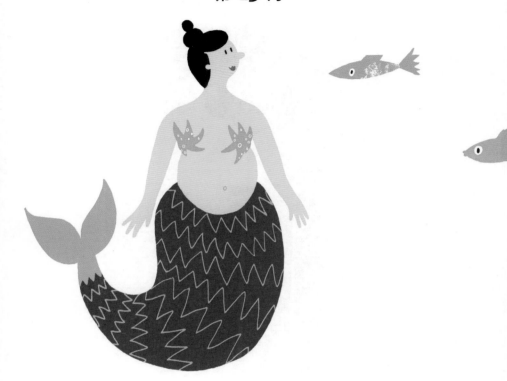

## 孕妈妈

　　本周你的乳房可能会分泌出一些乳汁，可以多准备几件干燥的睡衣以便随时替换。你的体重会继续增加，而脂肪主要堆积在臀部和腿部，这些脂肪是未来母乳的主要成分之一。母乳是婴儿脑部发育的最佳营养来源。现在尽量多吃一些富含脂肪的食物，如含有 DHA 脂肪酸的三文鱼和鲱鱼。

# 第 26 周

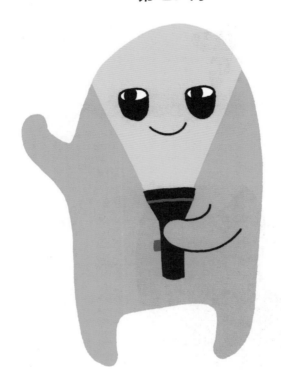

## 小家伙

宝宝已经有 36 厘米长，760 克重，心率降为每分钟 140 次。他可以自己睁眼和闭眼，但只能看到周围光线的亮暗。本周前后，他有了完整的神经系统，能够做出协调的动作。如果给宝宝录像的话，你会发现一个 26 周大的宝宝会抓痒、笑、吸吮，甚至哭泣——至少看着像是在做这些动作。研究人员并不确定脑部高阶区域是否也已经开始活动。宝宝的指纹也在这周生成，所以现在就可以去警察叔叔那儿登记了。

# 第 26 周

## 孕妈妈

本周你可能时而会有腹部收缩的感觉，这是所谓的假性宫缩，即子宫在正式分娩前的宫缩"练习"。对此不必担心。只要不长时间持续或者一小时出现超过 4 次，否则的话，可能是真的宫缩。如果感到不适，换个姿势会有所帮助。站着时试着躺下，躺着时试着站一会儿。

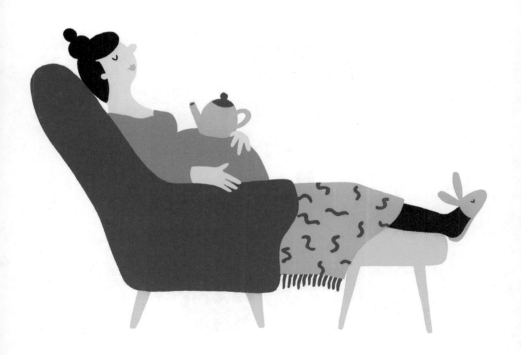

# 第 27 周

## 小家伙

宝宝（37 厘米，875 克）开始借助从脐带获取的抗体建立自己的免疫系统。尽管离出生还有一段时间，他已经慢慢向出生时的位置和姿势进行调整了。

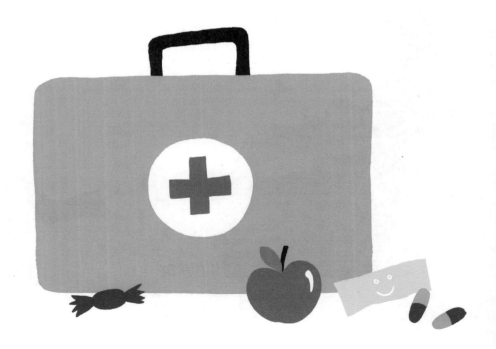

# 第 27 周

## 孕妈妈

也许你已觉察到怀孕会影响孕妇的大脑。许多孕妇都觉得自己变得健忘，还有些近视。更糟的是，核磁共振扫描显示孕妇产前最后几个月脑部会缩小，直到宝宝出生后 6 个月才恢复原状。孕妇确实可能记不太清词组，但她们对人脸的记忆力一点不比非孕期女性差，甚至对他人情绪的感知会比一般人更敏锐。孕妇的脑部似乎在向对怀孕更重要的方面进行着自我调整。

"嗨，嗨，有在听吗？"
"欸？"

"刚刚这段讲的什么？"

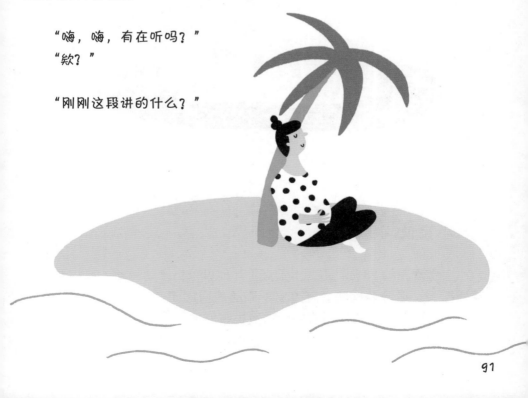

# 第 28 周

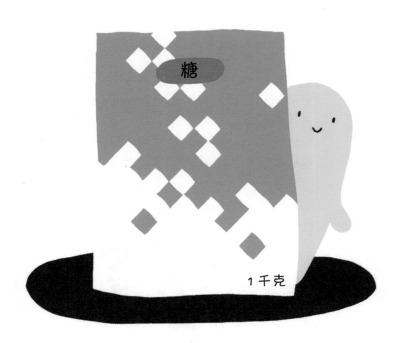

糖

1 千克

## 小家伙

宝宝现在约 38 厘米长，1 千克重。他可以自己动一动头部，点点头或摇摇头。褶皱的皮肤会随着皮下脂肪的增加而变得平滑。从第 26 周起形成的肺部表面活性剂能帮助肺泡扩张。如果宝宝现在出生，已有的表面活性剂也可以确保他存活，但是需要额外加强护理。

# 第 28 周

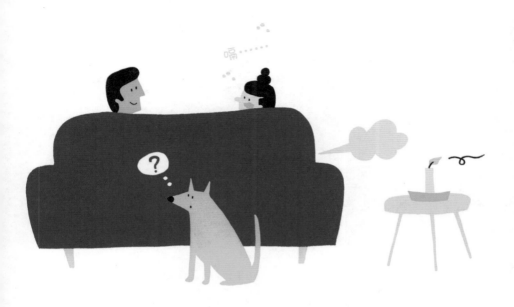

## 孕妈妈

由于怀孕前后饮食的变化（现在更健康些，除了偶尔吃点土和油腻的食物），你会经常受到肠胃胀气和打嗝的困扰。宝宝也会时不时替你腹内的胀气推波助澜，让你忍不住地放气，因此你可能经常会在某些场合出现某种不太悦耳的声音。你的身体为分娩而准备的各种荷尔蒙对控制排尿的肌肉有松弛作用，往往擤一擤鼻涕、大笑两下或者宝宝的神来一腿都会让你被迫去换裤子。更雪上加霜的是，还会有乳汁从乳房渗漏出来，有些痒痒的，令你忍不住去挠。让那些重要会议和演示发言尽管来吧。

# 第 29 周

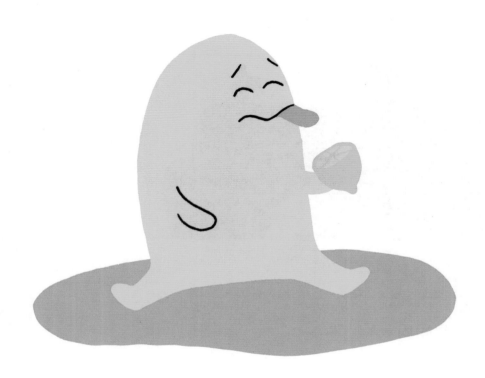

## 小家伙

从现在起，关于宝宝（39厘米，1150克）就没有多少有趣的东西可说了，所有的准备基本就绪。各器官已经形成，只需长大一些、再长大一些。肺需要继续发育成熟。味蕾已完全长成。

# 第 29 周

## 孕妈妈

你一定已经注意到，怀孕的你比普通人体内水分含量更高，但只有在孕期的后三个月，你才会感到这是多么痛苦的一件事。不断增大的子宫压迫腿部和经过腿部的血管，导致腿部大量血液积存。这些血液中的水分直接进入踝关节，造成关节肿大。请继续多喝水，如此才能排出更多的水分。

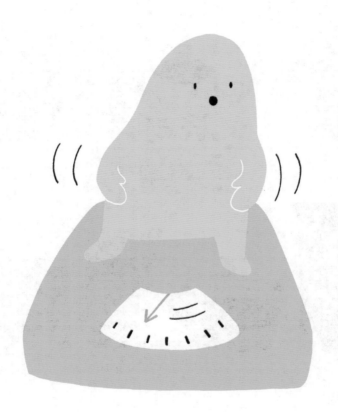

## 小家伙

宝宝（40厘米，1.3千克）的身体不断成长，体重长得更快。他开始产生荷尔蒙，这些荷尔蒙会促进母乳分泌。

# 第 30 周

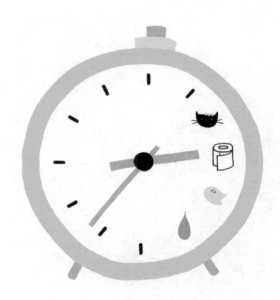

## 孕妈妈

许多孕妇会做一些母猫分娩或交通事故之类的噩梦。一种解释是孕妇由于腹中宝宝的踢腿活动而经常醒来，所以能记住梦境。醒来前所经历的梦境会比熟睡时的梦境更容易留存在记忆中。在怀孕末期尤其不容易睡上一个好觉。你会时不时想去洗手间，而沉重的身体也令你难以找到一个舒适的睡姿。一般来说，孕妇最好采用左侧卧的睡姿，如此能够确保肝脏和肾脏的正常工作，同时血液也可以更顺畅地由腿部回流至心脏。（这个道理同样适用于普通人。）

# 第 31 周

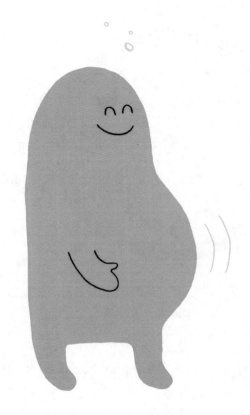

## 小家伙

　　宝宝现在有 41 厘米长，约 1.5 千克重。他有了一个可爱的圆鼓鼓的肚子，里面的肝脏正加班加点生产红细胞。一些宝宝头上已经长出了漂亮的头发。这段时间，宝宝会有一些小幅度的抽搐，那是他在打嗝。

# 第 31 周

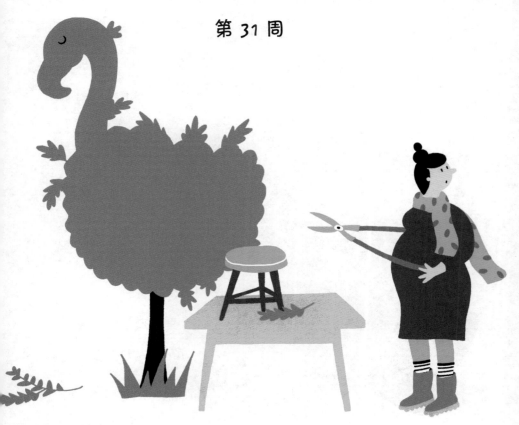

## 孕妈妈

　　估计这会儿你正忙着准备宝宝的房间或者打理整个房子，并愉快地挑选宝宝的衣服。如果身边的伴侣对房间墙壁鲜艳的颜色和马戏团动物图样的壁纸不感冒，别沮丧。觉得他对宝宝房间的准备工作漠不关心？试试在桌上放一个摇摇晃晃的小凳子，然后做出要站上去刷天花板的架势。大部分男人看到后都会心惊肉跳，会说等下让他来做。有时可能还需要多一些的暗示。（无论如何，别真的站上去！）

# 第 32 周

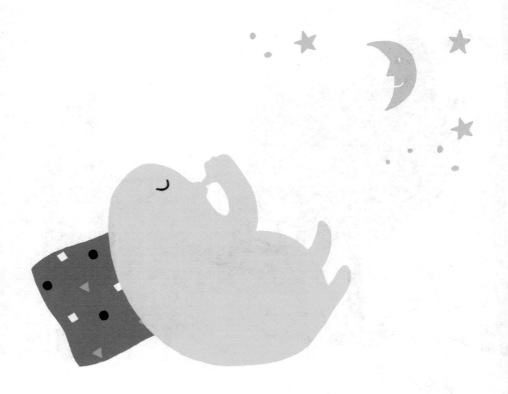

## 小家伙

宝宝现在有 42 厘米长，1.7 千克重。只剩下肺和消化道仍需进一步发育。腹中宝宝的行为已和刚出生的宝宝无异，他会伸手向四处抓东西，吸吮大拇指，还会做一些奇怪的表情。他开始做梦，交替进行快速眼动睡眠和非快速眼动睡眠。

# 第 32 周

## 孕妈妈

　　你所吃食物的味道会有一部分进入羊水。研究显示，喜欢吃八角的母亲所生的宝宝也喜欢八角的味道，而其他宝宝可能完全不喜欢。宝宝借由你的口味确立了自己的美食标准。

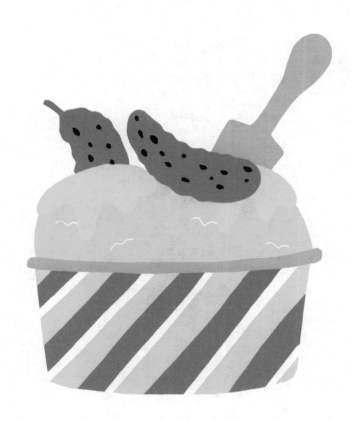

# 第 33 周

## 小家伙

宝宝现在有 44 厘米长，1.9 千克重。覆盖身体表面的绒毛"外套"已经消失。宝宝长得很快，脂肪层厚度增加。他开始不断地"呼吸"。

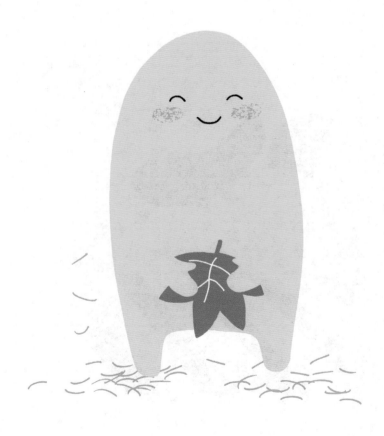

# 第 33 周

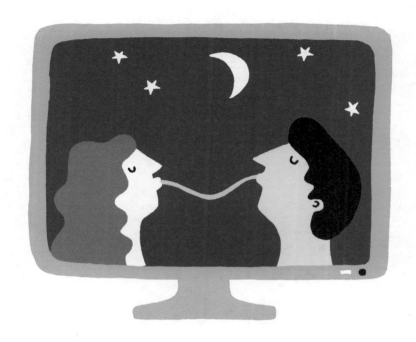

## 孕妈妈

　　宝宝基本长成。肺已经成熟，脑部的发育仍在进行并会持续几十年。余下的就是继续长大了。唯一需要担心的是宝宝的发育进度有没有滞后，这恐怕也是你最主要的担忧。宝宝不仅分享你的食物，听你们聊天，还能感知你的情绪。如果你压力重重，腹中的宝宝会觉察到并由此准备迎接一种缺乏安全的、充满压力的生存状态。所以，舒舒服服地躺着看一部浪漫喜剧吧。

# 疼痛

如果是第一次怀孕，你一定很想知道分娩时会有多痛。可惜这个问题没有直接的答案。

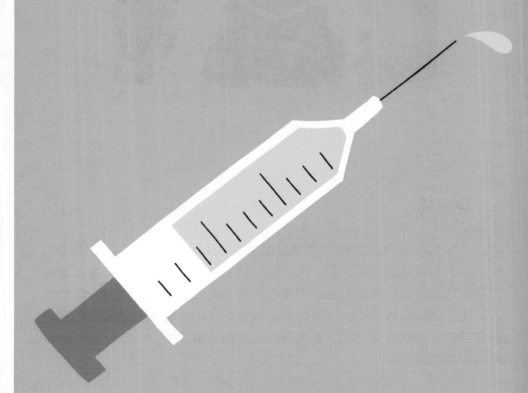

试着问问身边已经做母亲的人分娩有多痛。其中一定会有人用梦幻般的眼神看着你，然后告诉你分娩是宇宙中一个如何美妙的过程，一个把疼痛感和归属感结合在一起的精神盛宴。也会有人睁大眼睛盯着你并紧紧抓住你的手，一言不发。还会有人跟你说分娩非常非常疼，但作为女性一定要体验一次，因为这是女人"生命中的一部分"。一些妈妈会在你耳边悄悄地说，到时一定要在脊柱注射3支，不，4支，强力麻醉剂。


**嗷！**


　　每一位孕妇分娩时体验到的疼痛感都不一样，上面的妈妈们其实说得都对。（第一课：不要怀疑任何一位母亲向你讲述的分娩故事。）当然，这也并非表示没法好好解释分娩的实际疼痛。必须得说，分娩的过程会伴有疼痛，而且在不使用镇痛剂的条件下会非常疼。如果你没有得过肾结石或者没有经历过无麻醉截肢手术的话，这或许将是你有生以来体验到的最强的痛感。对此还有些记忆的母亲可能会咕哝几句安慰你的话，更多的母亲已经记不太清当时疼痛的程度而会给你一种似乎没那么厉害的错觉。疼痛来自肌肉和组织的撕拉以及臀部周围关节承受的压力。不少女性会低估这样的疼痛，或者认为疼痛点位于其他部位。分娩时如果自己的背部比原本想象的更疼，不必太过惊讶。疼痛最强烈的时间点可能也会与你期待的不同。一些孕妇在助产士让用力时感到可以稍稍缓一口气，而另一些则觉得这个主动宫缩的过程恰恰是最疼的时候。

## 要不要用镇痛剂？

一方面，不使用镇痛剂进行分娩有很多好处。经历过痛苦的自然分娩过程的母亲可以自信满满地告诉别人，自己成功地进行完了整个分娩过程，顺利挺了过来。她们因此也能体会到奉献自我、相信自我，以及体内产生的内啡肽（一种具有吗啡功效的物质）对缓解疼痛的作用和之后身体升华般的感觉。

另一方面，也有很多支持使用哌替啶、笑气或脊柱麻醉的理由。作为对疼痛的应激反应，你的身体不仅会生成内啡肽，也会产生肾上腺素。肾上腺素能够让你更好地应付疼痛，但同时会抑制宫缩，使分娩速度减慢。使用镇痛剂后，分娩过程会稍快一些。恐惧也会延迟分娩。研究显示，对疼痛有充分了解的孕妇在分娩时恐惧程度较低。相比疼痛，恐惧是更大的问题，因为它会使分娩变成一个长时间的、痛苦的过程，而这恰恰是你所应避免的。无论你是一个格陵兰岛来的原生态母亲，还是一个拥有一整间私人储药室的好莱坞女星。只要你明白接下来会发生什么，你就可以事先决定到底要在能够进行脊柱麻醉的医院里分娩，还是在产科中心，或者在自己家里直面疼痛。其实你可以先设想一下各种情景。比如你决定在家分娩，那么就要有不使用镇痛剂的准备，因为那些药物虽然有效却也可能带来你不想看到的副作用，所以必须在医院中才能使用。

长话短说：如果不想用镇痛剂，别感到难为情；如果想用，也别不好意思。一定要确认你已经充分获得各方面的信息，相信自己的身体，听听自己内心的声音、感觉和疼痛。还有，多留给自己一些灵活度。问题的关键不是要不要在家分娩，要不要用镇痛剂，是在浴缸里还是在世外桃源或者伴随着海豚的叫声分娩。关键是尽可能顺利地分娩，因此有时可能需要临时调整你的计划。

## 疼痛是好事吗？

支持完全自然分娩的人认为疼痛是件好事，它能改变行为模式并显示是否有以及哪里有问题。另外，他们认为分娩时的疼痛实则更多是一种情感上的疼痛。和音乐一样，它可以既强烈又美妙，也可以既强烈又刺耳——以此告诉周围人孕妇此时的状况。毫无疑问的是，别过早地认为疼痛只是烦人和多余的。

不过，疼痛是否是分娩时必不可少的则是另一个问题。可能你会好奇，为什么其他动物很少在分娩时这么痛苦。一个小马驹可以如此轻松地落地，小黑猩猩甚至在母亲欢快的口哨声中降生。人类分娩时的痛苦缘自宝宝巨大的头部，而整个分娩过程是妥协的结果。宝宝其实应该在母亲腹中停留更长的时间，然而他的头部将会因此长得更大。大多数动物幼崽在出生时已经发育得很完全，而人类事实上都属于早产，所以小宝宝会显得如此脆弱和无助。好消息是，人类宝宝的大脑袋中充满了创造力，能够发明动物所不能的东西，比如镇痛剂。

## 自然缓解疼痛的方法

### 呼吸练习
能够帮助控制呼吸的放松、冥想和瑜伽练习，可以减轻恐惧并提高对疼痛的忍耐力。自我催眠也同样有效，试着想象自己正在一个美丽、安静的环境中。

### 精神慰藉
来自丈夫、母亲以及助产士的支持，这也许是所有镇痛方法中最重要的一种。

### 保暖
宫缩发生时，在浴缸的热水里泡一会儿可以减轻疼痛感。

### 按摩
分娩开始时的第一次宫缩期间，做做背部按摩也能够缓解疼痛。

### 换个姿势
交替着躺一会儿，坐一会儿，再走上几步，会有不错的效果。

### 针灸
针灸似乎能帮助一些孕妇减轻疼痛，至于是不是心理作用仍需更多研究予以证实。

### 经皮神经电刺激
一个装有电极的小盒子，通过发射脉冲流影响神经而减轻疼痛。然而临床研究显示，经皮神经电刺激在分娩时作用微乎其微，有时完全无效。

## "真家伙"

### 哌替啶

一种吗啡类物质，每家医院药房都为承受巨大疼痛的病人准备着。哌替啶注射于臀部或大腿，注射后 15 分钟起效，这时你会觉得慢慢放松下来(如果一切 OK 的话)。只有在宫颈口打开时医生才会使用哌替啶，效果能持续 4 小时。如果分娩时间较长，还可以再补充注射一次。哌替啶起效期间，你必须在产科医生的实时看护之下。你会觉得犯困，而很多孕妇认为犯困不是件好事。腹中的宝宝也一样需要实时看护，因为药物会同样进入他的血液循环。

### 瑞芬太尼

也是吗啡类物质，但起效更快，作用时间更短。瑞芬太尼由点滴注入人体，你可以通过自控镇痛泵决定什么时候需要以及需要多少，故而有种自我掌握的体验。如果停止输入，药物作用会很快消失，可能出现的副作用也会很快消散。因为该过程中不需要麻醉师的介入，所以医院一般会推荐使用瑞芬太尼。对于分娩，这是种相对较新的镇痛方法，可能并非完全无风险。在本书撰写时，荷兰助产士和产科医生仍对其持保留态度。

### 脊柱麻醉

脊柱麻醉是由麻醉师通过小管将麻醉药物送入椎骨以阻断疼痛信号的方法。药量的设定确保缓解疼痛而非完全消除痛感，因为宫缩期间保持一定的感觉非常重要。目前，要求进行脊柱麻醉已不再是禁忌，助产士只需要知道你为什么选择脊柱麻醉，是药物原因还是害怕疼痛。当你决定采用脊柱麻醉后，记得在分娩前先和麻醉师做好沟通。

# 第 34 周

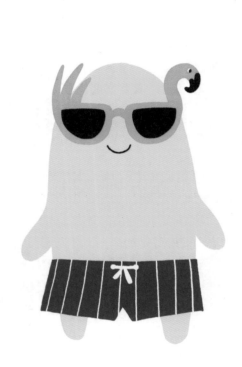

## 小家伙

宝宝现在有 45 厘米长，超过 2 千克重。宝宝的皮肤已经对温度非常敏感，当你把温暖的手放在腹部，他没准会慢慢移向手的位置。

# 第 34 周

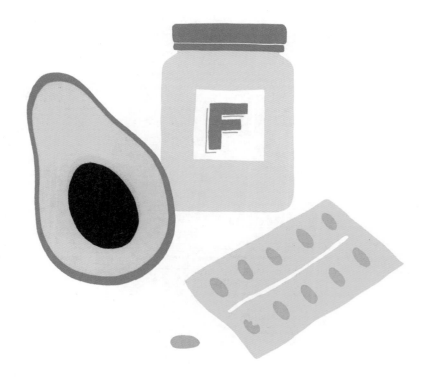

## 孕妈妈

由于你的身体在孕期会不断制造更多血液，因此偶尔会感觉心悸和气短。到目前为止情况还不算太坏，但是从第 34 到 36 周起，你的身体会更加高负荷地运转。如果原来体内一共有 4 升血液，那么现在或许已经有 6 升，并且心脏会跳得更快，以支撑 2 个人的代谢。制造额外的红细胞需要大量叶酸，许多绿色蔬菜、花生、香蕉和鳄梨都含有叶酸。

# 第 35 周

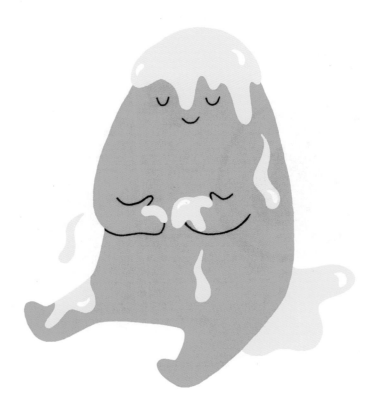

## 小家伙

宝宝（46 厘米，2.4 千克）的身体被一层滑滑的白色胎脂覆盖，这层胎脂在未来几周会逐渐消退。

# 第 35 周

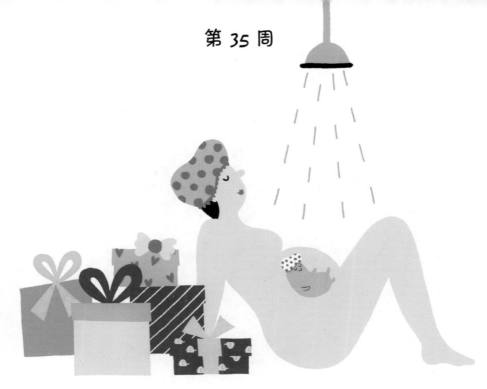

## 孕妈妈

要是哪天你回到家时惊奇地发现房间里挂满彩带花环并且各路朋友齐聚一堂，那你一定是成了产前派对的"受害者"。产前派对最早兴起于美国，相当于宝宝出生前的月子派对。如果没人给你举行派对，也别失望，毕竟在荷兰还不是很流行这一套。你当然也可以给朋友们施加点心理压力，找些合适不合适的机会告诉他们产前派对有多么酷。从本周起，你的大肚子开始对神经产生影响——躺着时不舒服，坐着时爱犯困，小腿容易抽筋，心情焦虑，每天夜里还要蜷着身扶着墙跑 4 趟洗手间……

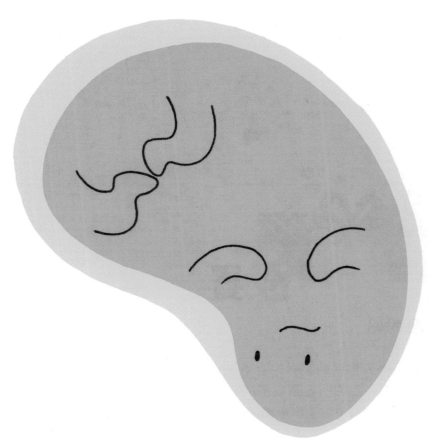

## 小家伙

　　宝宝（47厘米，2.6千克）的体重这段时间每周增加200克。如果一切正常，他的头部此时已经朝下，子宫中的空间也越来越狭小。

# 第 36 周

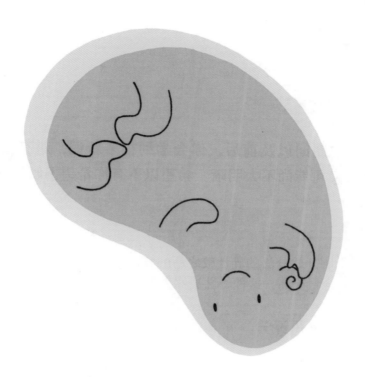

## 孕妈妈

宝宝开始学习，并可以听到你和周围人的声音，虽然有些模糊，毕竟他还在水下。你的声音因为在身体里回荡，所以他听得最清楚。他会认真去听，这是他最喜欢的声音，短期内也一直会是他最喜欢的声音。宝宝如此认真地听着，并以此改变他的哭声。刚出生的德国婴孩哭声不同于法国婴孩，这表明宝宝在母亲腹中就已掌握语言的最初要义了。

# 词典

怀孕词汇表*

怀孕期间以及前后，你会学到很多新词，对有些词的确切含义可能尚不太明晰。希望以下有你希望了解的术语。

## 后乳

哺乳时，刚开始分泌的乳汁较之后的乳汁要淡。哺乳后段乳房所分泌的乳汁脂肪含量更高，这种母乳被称为"后乳"。

## 阿普加新生儿评分

由美国医生维吉尼亚·阿普加发明的一种快速测定新生儿健康状况的方法。助产士会在宝宝出生后 1 分钟、5 分钟和 10 分钟进行这项测试。如果宝宝哭声持续时间长而有力，活动机能正常，外表显现健康的粉红色且心跳超过每分钟 100 次，则评为 10 分。

## 胆红素

死亡的红细胞破裂后产生的代谢废物。一般情况下，胆红素由肝脏

---

\* 按荷文字母顺序排列。——译者注

负责清理，但新生儿肝脏机能尚未完全启动，因此未被完全清除的胆红素会使宝宝略显橙黄色。这种情况当然不会持续太长时间。

## 初乳

宝宝第一次喝到的母乳。初乳在孕期形成并富含多种抗体，比之后"真正的"母乳蛋白质含量更高，脂肪含量更少。

## 超声检查

超声波是人耳无法听到的高频声波，能穿过皮肤和组织但会被内脏和骨骼反射，从而使后两者在显示屏上成像。有两种超声检查的方式。一种是将超声源置于腹部表面，孕妇需吸气使腹部隆起。为了让声波更好地传递，经常会在腹部涂抹凝胶或油脂。另一种方法是通过阴道将超声源置入来检查。

## 胚胎

宝宝在孕 2 周至孕 8 周期间被称为胚胎，之后一般被称为胎儿，而之前则被称为合子。

## 胎儿

见"胚胎"。

## 侧切（会阴切开术）

预防性切开会阴以避免撕裂的手术。

## 胎便

宝宝在子宫中会吞入羊水以及皮肤和毛发细胞，经肠道消化后最终形成暗绿色焦油状的物质，并通过宝宝的首次排便排出。如果羊膜囊破裂时羊水呈绿褐色，则表示宝宝已经在羊水中排过便了。这意味着宝宝在子宫中感到闷热。

## 会阴

阴道到肛门之间的部分。

## 异食癖

对"不可食用"东西的食欲，如土、小石子或干米。原词 pica 源自拉丁语的喜鹊一词，因为喜鹊是什么都吃的。

## 内格莱氏法则

由德国产科医生弗朗兹·内格莱于 19 世纪提出的经验法则。根据 28 天的标准月经周期，预产期的计算方法如下：最后一次月经周期的第一天加 9 个月再加 7 天。现在主要依靠超声检查推算预产期。

## 食冰癖

对雪和冰的食欲。

## 鹅口疮

一种由白色念珠菌导致的真菌感染，会引发母亲乳头疼痛和宝宝嘴边出现白点。

## 胎膜剥离

助产士在孕妇体内进行的一种"检查"，并同时按摩扩张宫颈口以引产。

## 臀位

宝宝在出生前应头部朝下，但一些宝宝可能出现臀部朝下的情况，称为"臀位"。助产士或产科医生会尝试将宝宝回转为头位。如果没有成功，则需采用剖宫产，因为臀位顺产风险很大。

## 乳头护罩

哺乳时用于保护乳头的护具，能避免乳头发生裂伤。

## 胎脂

新生儿皮肤表面覆盖的白色脂类物质。

## 前乳

哺乳前段产生的母乳，主要帮助宝宝解渴。如果宝宝持续吸吮，乳房在哺乳反射下分泌的乳汁会逐渐变浓，脂肪和营养成分也会更多。

## 合子

受精后的卵细胞在最初 2 周称为合子，其后称为胚胎。

# 第 37 周

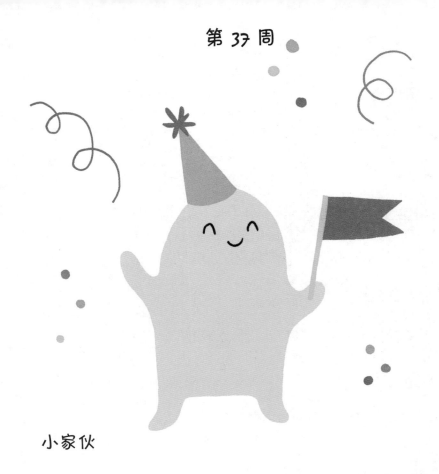

## 小家伙

　　宝宝（49厘米，2.9千克）的动静开始慢慢和之前不太一样了。随着子宫内空间越来越狭小，他的活动也变得不那么频繁，不过你仍然可以每天感觉到腹中的宝宝并辨别出他固定模式的踢腿活动。如果觉得宝宝太过安静，别急，给产科医生打电话问问。（怀孕的时候没人会认为你是担心过度。）宝宝本周在长乳头和指甲，其实他已经完成了子宫内的发育，即使现在出生也已基本不需要额外的照护。

# 第 37 周

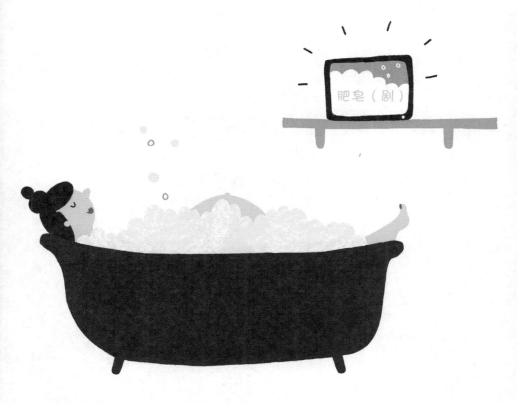

## 孕妈妈

这段时间若觉得无聊，不妨给宝宝做做胎教。如果每次躺在沙发上或浴缸里时重复听同一首乐曲，不久你会发现宝宝每当听到这首曲子就会变得安静。这招很有用！包括肥皂剧或者其他反复播放的节目。如果在看日播肥皂剧时你能全身放松，那么宝宝也会渐渐对肥皂剧的主题曲有相同的反应。

# 第 38 周

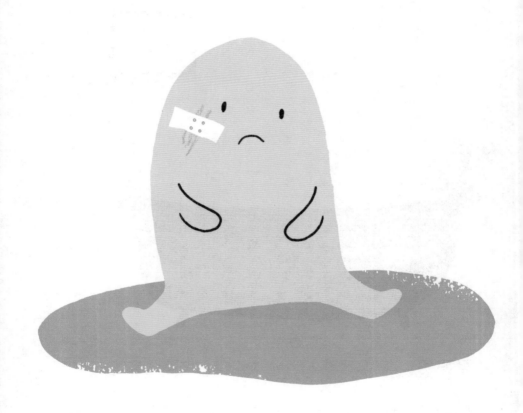

## 小家伙

宝宝（50 厘米，3 千克）的小指甲应该已经长得挺长了，但还非常柔软，所以不会抓伤皮肤。

# 第 38 周

## 孕妈妈

孕期最后几周，你的乳房会持续有薄薄的、浅黄色的液体流出。这是在宝宝出生之后的几天（不出意外的话），应该从你的乳房分泌出来的东西——初乳，其中含有非常丰富的营养成分和矿物质。

# 第 39 周

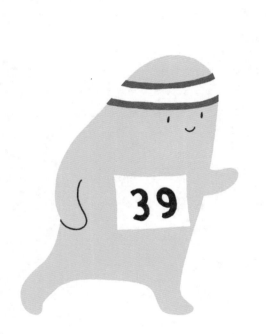

## 小家伙

出生前一周，宝宝的头部会沉到母亲骨盆的位置。宝宝（3.4 千克）已经准备好开始新的人生了。

# 第 39 周

## 孕妈妈

　　你的肚子越大，似乎就有越多的人忍不住想去碰那个你最脆弱的地方。这也是许多孕妇走路时把手当作盾牌护在腹部的原因。如果有人问能不能摸一下你的肚子，你可以回答说："那也让我摸摸你的胸部？"或者说："抱歉，我并没有怀孕。"雌激素和松弛激素会让你皮肤中的胶原纤维更柔软、更易伸展，从而给宝宝更多的空间。如果伸展过快就会出现妊娠纹，可如果松弛激素不足，情况则更糟，因为对此基本束手无策。市面上一些软膏对妊娠纹有轻微的缓解作用，但缓解效果可能来自涂抹软膏时的按摩过程。要是你的腹肌够结实，则会少一些妊娠纹的烦恼。

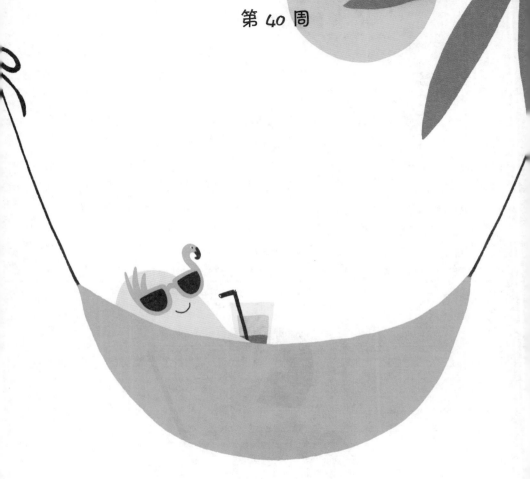

## 第 40 周

### 小家伙

终于，宝宝（3.7 千克）已万事俱备。他的肺早已等不及地要吸入第一口空气了。也有许多宝宝并不着急，想再舒舒服服地在妈妈肚子里住上两个星期。

# 第 40 周

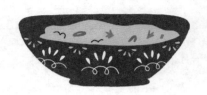

## 孕妈妈

能自己决定何时分娩吗？有时似乎是可以的。有的宝宝甚至会在你或你母亲的生日那天降生。美国一项关于出生的研究证明分娩日期可以控制的说法其实有些道理。情人节当天诞生的宝宝比前后两周多 5%，而万圣节当天则少 11%。宝宝们似乎会选择你所希望的那天来到人间。荷兰的统计数据初步显示，周末、女王日、圣诞和 12 月 31 日出生的婴儿要比其他时候少很多，或许是由于这些日子医院都休息而无法接生。医生们和护士们此时可能自己也都忙着制造宝宝，因为圣诞和新年的 9 个月后正是出生高峰。也许已经有不少人给过你各种偏方，比如早餐吃一些菠萝，喝上一杯红莓果茶，再来一点印度咖喱，这些都是民间流传的能促进分娩的好东西，至于有没有用，目前还没有科学依据。非洲很多孕妇相信奇迹油，这似乎的确有效。在一项研究中，一半的孕妇服用奇迹油，另一半孕妇服用安慰剂，而所有人都相信自己服用了奇迹油，结果是喝了奇迹油的孕妇更早地分娩。奇迹油来自捣碎后的奇迹树果实，其中含有蓖麻油酸。

# 孕期检查时间表<sup>*</sup>

### 1. 12周（3个月）左右做第1次孕检

建档：此时去医院，建立"母子健康手册"档案，以后每次孕检结果都将记录在内，供日后参考。此次检查项目主要包括：量体重和血压，医生进行问诊，B超检查，验尿，身体其他各部位的检查，抽血，检查子宫大小，胎儿颈部透明带筛查。

### 2. 13—16周做第2次产检

唐氏筛查；从第二次产检开始，准妈妈每次必须做的基本检查包括：称体重，量血压，验尿，量宫高、腹围，问诊及看宝宝的胎心音及对照上次检验报告等。

### 3. 17—20周做第3次产检

此阶段主要是做一些常规的基本例行检查，但此时做B超可以比较准确地查出胎儿的性别。此阶段孕妇要注意饮食均衡，以避免体重增加太多或不足；大部分孕妇从这个阶段开始容易腿抽筋，所以一定要及时补充钙铁。

### 4. 21—24周做第4次产检

妊娠糖尿病筛查一般会安排在孕期第24周，医院会让准妈妈先喝

---

* 《孕期检查时间表》中的产检时间安排及检查项目是参照中国三级甲等医院的普遍做法编制，不同地区、医院可能会有差异。——编者注

下 50 克的葡萄糖水，一小时以后进行抽血检查。

孕中期以后容易出现贫血，建议多吃含铁多的食物。同时注意胎动情形，如果有时间可以详细记录次数以供医护人员参考。

### 5. 25—28 周做第 5 次产检

此阶段最重要的是为准妈妈抽血检查乙型肝炎、梅毒等。孕妇在饮食方面要多注意糖分和盐分的摄取。同时要多了解孕期和生产方面的知识，并且要随时注意出血和腹痛的症状，以便及早地发现紧急性早产等情况。

### 6. 29—32 周做第 6 次产检

孕期 28 周以后，医生会陆续为准妈妈检查水肿情况。由于大部分的子痫前症会在孕期 28 周以后发生，医师通常以准妈妈测量血压所得到的数值作为依据，如果测量结果发现准妈妈的血压偏高，又出现蛋白尿、全身水肿等情况时，准妈妈须多加留意以免有子痫前症的危险。

另外，准妈妈在 37 周前，要特别预防早产的发生，如果阵痛超过 30 分钟以上且持续增加，又合并有阴道出血或出水现象时，一定要立即送医院检查。

### 7. 33—35 周做第 7 次产检

从 30 周以后，孕妇的产检是每两周检查一次。到了孕期 35 周时，建议准妈妈做一次详细的超声波检查，以评估胎儿当时的体重及发育状况，并预估胎儿至足月时的重量。

一旦发现胎儿体重不足，准妈妈就应多补充一些营养素；若发现胎儿过重，准妈妈在饮食上就要稍加控制，以免日后需要剖宫生产，或在生产过程中出现胎儿难产等情形。

此时要开始向医生咨询剖宫生产、无痛分娩和丈夫陪产等事项了。了解医院产房、婴儿房等环境；办理产假手续，外出时随身携带保健卡或母子健康手册；要做适当的运动，比如走路等。

### 8. 36 周做第 8 次产检

从 36 周开始每周检查一次，并且每次都要做胎心监护。此时可以开始准备一些生产用的东西，以免生产当天太匆忙而遗漏。

由于胎动愈来愈频繁，准妈妈宜随时注意胎儿及自身的情况，以免胎儿提前出生时手忙脚乱。

### 9. 37 周做第 9 次产检

了解待产医院可能提供的东西和自己需要带的物品，比如社保卡、夫妻身份证、准生证、结婚证、钱等。了解生产流程，并且适当地练习。保持适当的运动，注意饮食，一般为少吃多餐较为合适。

### 10. 38—42 周做第 10 次产检

从 38 周开始，胎位开始固定，胎头已经下来，并卡在骨盆腔内，此时准妈妈应有随时准备生产的心理。有的准妈妈到了 42 周以后，仍没有生产迹象，就应考虑让医师使用催产素。

注意：
其中，定期/特殊产检项目需要根据你的具体情况由医生安排，这些项目不一定都会进行。

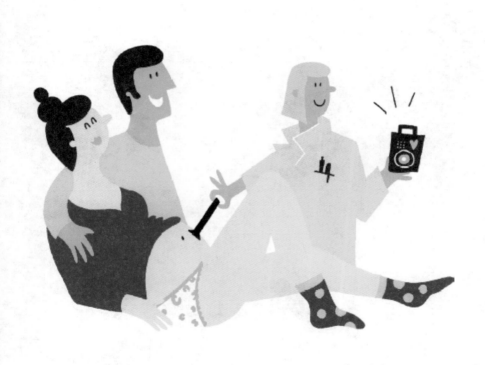

# 分娩

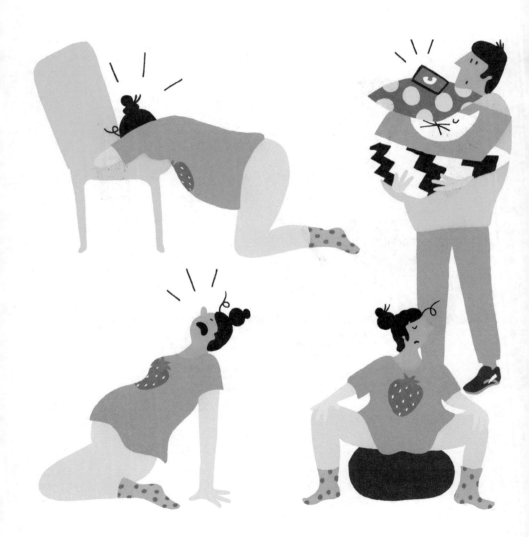

经过前面有关分娩及相关话题的介绍，可能你已经了解了分娩过程，但我们还是再完整过一遍。每一次分娩都是独一无二的，然而每次成功、顺利的分娩都无一例外地分为三步。首先是宫颈口扩张，即前期准备；接下来是胎儿娩出；最后是胎盘娩出。

## 第一步：宫颈口扩张

当宫缩一次接一次频繁出现时，分娩即将开始，你要准备去医院了。此时你会连续几小时不断地因为疼痛而一边躺着一边忍不住叫出声。阵痛连续不断，令你感到宝宝随时会出生。可是当助产士提着装满钳子和吸盘的包走进来（谢天谢地她终于来了！），对着你两腿之间查看一番，然后喃喃自语地说刚刚打开 1 厘米时，这就意味着你还得继续加把劲。助产士刚刚所说的 1 厘米指的是在经历了这些阵痛后你的宫颈口打开了 1 厘米，但仅仅 1 厘米尚不足以让宝宝出来。这可能是分娩过程最痛苦的阶段。子宫不断收缩并 1 毫米 1 毫米地打开，这个过程会引发一波一波的阵痛。一开始你或许觉得还好，但阵痛会越来越剧烈直到你认为再也无法忍受。此时呼吸练习会派上用场。要是你已经记不得那么多，助产士也会带着你吸气呼气并做一些按摩。片刻的缓解多半会让你认为疼痛已经过去，最糟的阶段已经结束，心理负担也会逐渐减轻。很不幸，下一轮宫缩还将伴随类似的疼痛。起初，宫缩的发生没有规律，间隔也比较长，但逐渐会变得频繁并且一轮紧接一轮。这标志着分娩马上就要开始。

如果是冬天或者天气阴冷，记得把房间温度调高一些，把待产室当成一个宫缩孕妇的游乐场。你可以在那里随意躺卧、踱步、倚靠、蹲坐，怎么舒服就怎么来。丈夫和家人的支持也会减轻分娩的痛苦。

## 第二步：胎儿娩出

什么时候你开始像头牛似的哞哞叫了，第二步也就开始了。你会有种想从子宫中排出什么东西的感觉。这时助产士应该已经在你身边，如果还没有，则让她务必快点过来。让你的丈夫在给助产士沟通时一定要说清楚你的呻吟声和身体状况，这样她才会知道要马上赶过来。羊膜此时很可能会破裂，如果刚才还没破的话。羊水有种杏仁的气味，有时是绿褐色，表示宝宝在羊水中便便过了，这意味着宝宝在子宫中感到闷热，助产士会用仪器在分娩过程中随时监控宝宝的心跳。

此时，助产士会叫来帮手。产房会多出来一位拿着垃圾桶和一堆手巾的妇产护士（多数情况下是一位女士），产房里突然变得热闹起来。助产士此时的角色就好比教练，她会告诉你什么时候用力并不断鼓励你——"你到底在用的什么力？再来！"当她对你说"可以看到宝宝的头了"时，宝宝的头部就已经夹在宫颈口并且不会再回进去。现在需要你再继续用力直到整个头都出来。头部出来后，身体也就跟着全部出来了。宝宝大哭，开始第一次用肺部呼吸，可能这也是他第一次醒来。助产士会把宝宝放在妈妈的腹部，一个对宝宝和妈妈来说都无比神奇的时刻。妈妈的皮肤会自己调节温度给宝宝保暖，宝宝也会慢慢舒服地安静下来。

助产士用类似衣夹的器具夹住脐带。稍待一会儿，如果你的丈夫此时陪伴在你身边，助产士会让你的丈夫剪断脐带使宝宝完全脱离母体。母子身体分离，小家伙从此要靠自己站起来。现在还需要做一项测试。宝宝出生后如果大声哭泣，马上可以获得 2 分。如果没有哭，助产士则会在他的脸上吹一会儿气。助产士同时会数一遍他的手指和脚趾并检查反射功能。她会测一下脉搏和肌张力，看看宝宝的体表颜色是否正常，对外界刺激是否有反应，并最终给出 0 到 10 分的阿普加新生儿评分。大部分宝宝的得分在 7 到 10 分，表示一切正常。助产士此时会对宝宝说："你做得太棒了。还想在里面多待会儿吧？"

## 第三步：胎盘娩出

　　如果认为已经大功告成，那可就错了。宝宝出生后，分娩的盛典尚未结束，胎盘仍需从子宫内娩出，它不会自己出来。这个过程与胎儿的分娩过程类似，你仍然要经历宫缩和阵痛。再次使劲用力后，一块像是连着脐带的牛肝一样的东西会分娩出来。助产士将它举起让你过目。也许在催产素和内啡肽的作用下，你会对体内分娩出的任何东西都产生怜爱之心，想把胎盘也抱在怀里。出于对你的保护，助产士会马上把胎盘放进垃圾桶。你的先生此时可能已经一脸煞白，或者如大多数电影情节那样和你一起欣喜若狂，但他更有可能正处于某种精神休克状态，要么就是太过紧张而在那儿呆呆地傻笑。接下来，宝宝会穿上人生的第一块尿布，戴上第一顶小帽。如果想给他哺乳，一定要在一小时内进行，这很重要。运气不好的话，可能还需要助产士帮忙把一些伤口缝上。

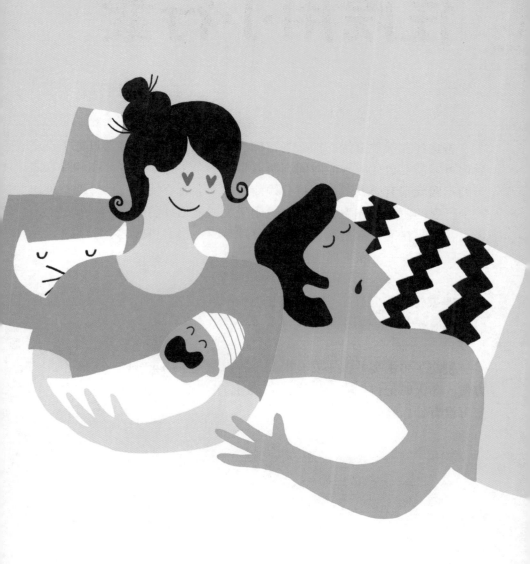

# 住院用·小·行囊

　　若选择在医院分娩，那么当宫缩逐渐出现时你就该移驾过去了。之后你可能需要再住院一段时间，所以带上一个小包，装些牙刷和睡衣之类的东西就很有必要了。即将分娩前，你不会有心情去一件件地整理出一个行囊的。你的先生也不会有这闲工夫，他估计已经在精神崩溃的边缘了。如果在第一次宫缩出现后再整理行囊，很有可能你会把各种好玩的东西都塞进去，除了那些你真正需要的。

　　如果要在医院住上一天，你的伴侣一般也要在折叠椅上将就一晚，所以也最好带些过夜用品。

　　别忘了带上婴儿汽车安全提篮，否则把宝宝用车载回家会很不方便。冬天时记得把安全提篮带进室内，因为冰冷的安全提篮对宝宝可没有什么好处。

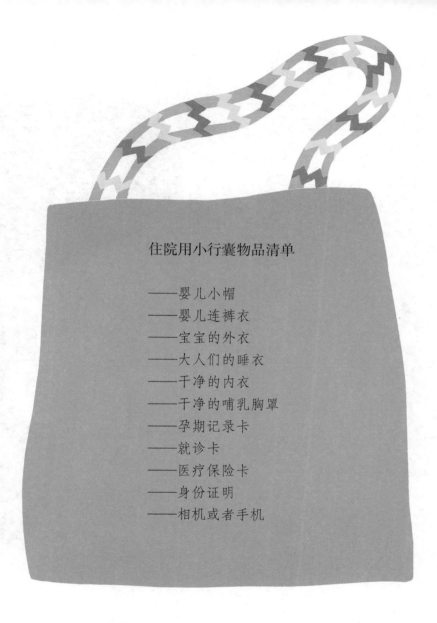

住院用小行囊物品清单

——婴儿小帽

——婴儿连裤衣

——宝宝的外衣

——大人们的睡衣

——干净的内衣

——干净的哺乳胸罩

——孕期记录卡

——就诊卡

——医疗保险卡

——身份证明

——相机或者手机

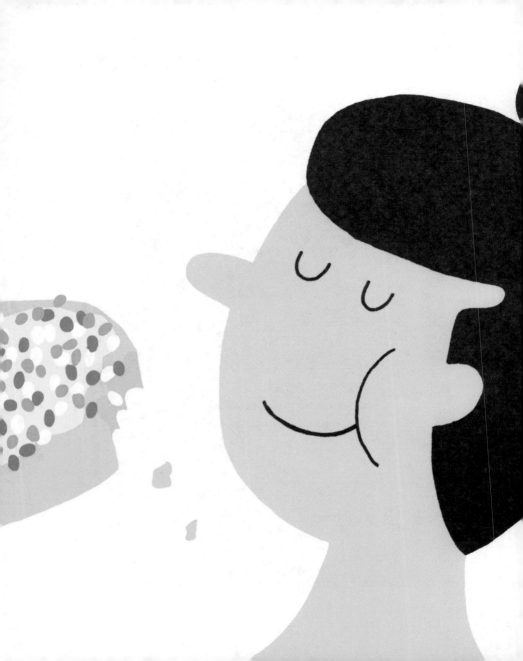

# 月子<sup>*</sup>

    宝宝出生后一段时间里，各种问候电话、出生贺卡和小老鼠饼<sup>*</sup>会接踵而来。同时，躺在小家伙身旁，看着那迷你的小身体、小指甲和小脚趾，总有种奇特的感觉。此时的你心情五味杂陈。在先生带着宝宝去市政厅登记而离开的几个小时里，你有可能会突然感到失落和焦虑。

---

\* 荷兰人的"月子"概念不同于中国，并没有 28 天那么长。——译者注
\* 荷兰人在亲戚朋友的宝宝诞生后会赠送表面撒满糖衣八角子的圆饼干，由于八角子形如老鼠尾巴，故得名小老鼠饼。——译者注

## 月子保姆

一个好的月子保姆值千金，她好比母亲和宝宝的贴心人。她为你测量心跳、体温，并检查伤口愈合，她还时刻关注宝宝的体重变化。她会教你如何照顾宝宝，如何替他洗澡、铺床、哺乳（不论是母乳还是婴儿奶粉）。她会倾听你的分娩故事，关心你睡得如何、感觉如何。

## 后援队

这段时间最好找个帮手一起照顾宝宝，有事互相商量着解决，不要单打独斗。尿布又怎么了？我该叫醒宝宝喝奶，还是让他继续睡？你可能会犯各种错误，但无论如何两个人犯错总比一个人扛着强，何况事后还能作为笑料一起回忆。

## 亲友首次拜访

你能从亲友的来访中体会到现在是你人生中一段特殊的时光。当见到你的宝宝时，他们几乎都会被母爱情感所感染。眼前的宝宝现在这么幼小，你很快便会意识到这是多么与众不同。

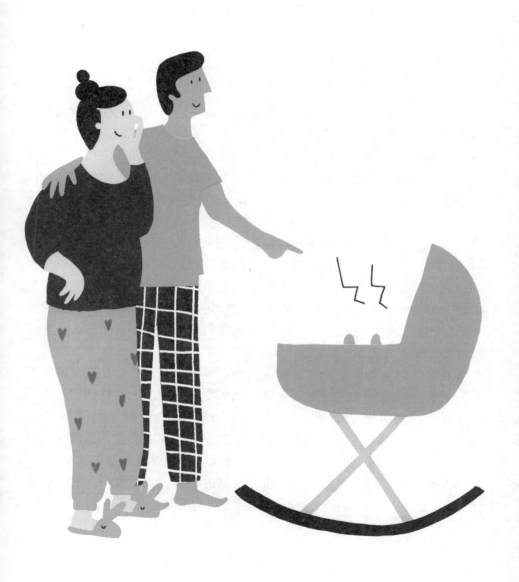

# 做母亲的第 1 周

## 小家伙

产科医生会替宝宝做一次全面检查。宝宝则会拉出一些很特别的东西。别怕,那是胎便,有绿褐色或墨绿色。胎便又厚又黏,在包着小尿布并穿着连裤衣的宝宝小屁股上粘得到处都是。宝宝的肠道把他在子宫中吞入的各种废弃物和毛发变成了这一大坨胎便,胎便排出的同时表明宝宝的胃肠道功能运转正常。

出生后 2 到 3 天,宝宝看上去会有些发黄,这是代谢后的红细胞所造成的。肝脏负责清理这些红细胞,但新生儿的肝脏功能还需要一段时间才能完全启动。几天后颜色就会褪去,要是还没褪去或者你仍然担心,打电话咨询一下医生。宝宝的肚脐上仍留有一小段脐带,它会慢慢萎缩并掉落。如果打算用母乳喂养而乳汁仍没有生成,也不必太替宝宝担心。在你腹中的最后几周,宝宝已经悄悄地储存了不少脂肪,这些够他静静地用上几天了。

在第 4 到第 7 天期间,宝宝将接受一次血检。护士会在宝宝的足跟扎上一针。在你看来,绝对只有巫婆或怪物才会在手无寸铁的宝宝无瑕的皮肤上扎出如此可怕的伤口。或许这是他人生中的第一个伤口,你很有可能为此流泪,甚至跳起来和护士干上一仗。但要知道,血检实则是为了宝宝好,提取的血样会接受 17 种先天疾病的检测。如果及早发现,这些疾病可以治愈。血检后没有得到反馈的话,就表示没有问题。护士还会对宝宝进行听力测试,测试结果随即可以知晓。

# 做母亲的第 1 周

## 母亲

　　月子保姆在这一周里每天会检查你的身体状况，产科医生和护士也会经常登门造访。聪明点的话，暂时先不要告诉太多人小宝宝已经出生，尽量让那些亲朋好友们过几周再来。你现在需要好好恢复，并且逐步习惯那个刚刚来到人间的小家伙。先别去管雪片般飞来的出生贺卡，在接下来亲友的拜访中你会充分感受到写在卡片上的情感的。到时你也可以尽情讲述宝宝出生的故事，一遍又一遍，欲罢不能。做好在讲到第4天时内心被某种绝望感所占据而落泪的准备。这种情绪波动缘自体内荷尔蒙的变化。产后几天，雌激素水平会快速下降而使脑部聚集高浓度单胺氧化酶 A。近期由德国生物学家尤拉·萨赫尔主导的一项研究表明，这种物质是导致低落消沉情绪的元凶。大部分女性体内单胺氧化酶 A 浓度会很快下降，一部分女性甚至可能持续抑郁状态，而这"一部分"比你认为的要多——有 13% 的女性发生严重抑郁，另外约相同比例的女性则会表现出各种抑郁症状。如果情绪低沉持续超过若干天，赶紧告诉身边的人，让他们一起帮助你。千万别感到难以启齿，你和大伙儿都在经历一样的过程。一定要让大家帮助你，因为抑郁的母亲对宝宝最初阶段的成长有很大影响，而直面并解决抑郁问题也是对你自己的爱护。

# 做母亲的第 2 周

## 小家伙

如果宝宝一切健康大约 10 天后，你就可以带着他出门走走，春夏秋冬都行。要是赶上夏天，或许还能早几天。走在婴儿车后起初会有些不适应，感觉怪怪的，但你很快就会意识到，在别人看来，一位女性推着婴儿车是再平常不过的事了。你还会发现，那些已经有孩子的人会长时间看着婴儿车里的宝宝。宝宝现在这么小，这么柔嫩，这段短暂的时光会成为你生命中特别的日子并久久留在你的记忆中。

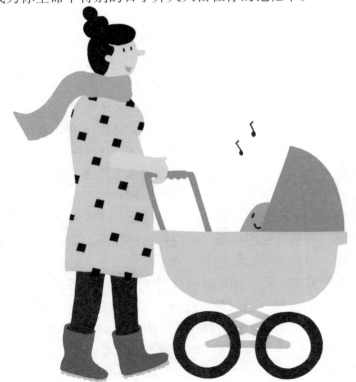

# 做母亲的第 2 周

## 母亲

如果奶水不足，可以请一位哺乳护理师帮帮忙。产后 8 天左右进行检查时，助产士会再和你约一个跟进体检的时间。她同时会再三叮嘱多给宝宝补充维生素 D 和维生素 K（促进血液凝结），并告诉你现阶段性生活中的注意事项，以避免短时间内再次怀孕。是的，在哺乳期你完全有可能再次怀孕。

月子保姆这周就结束她的工作了，所以但愿你的丈夫还能再请几天假。尽量说服他多休息几周。宝宝出生后的几星期总会有些别扭，因此最好和家人一起度过。此外，男人们没有经历九月怀胎的过程，也需要好好和宝宝建立联系，而多花点时间和宝宝在一起是建立这种联系的最好方式。或许你觉得不放心，但让你的另一半单独和宝宝多待会儿，一来你能稍稍歇一歇，二来他也能从一个玩世不恭的人慢慢变成一个懂得细心呵护宝宝的爸爸。

宝宝爸爸需要去家附近社区医院登记宝宝信息，社区护士会据此安排一个婴儿保健科的预约时间。在那里，医生和护士可以回答你的任何问题，并跟踪宝宝的生长发育状况。社区医院还提供儿童疾病的疫苗接种，未来 4 年你会经常过去。法律并没有规定必须让宝宝去婴儿保健科接受检查，但体检很有必要。此外，有任何紧急问题都可以随时去那儿寻求帮助。

桂图登字：20-2017-122

图书在版编目(CIP)数据

给准妈妈的孕期手册／（荷）杰拉德·詹森著；（荷）伊尔瑟·韦斯菲尔特绘；黄佳良译. 一桂林：漓江出版社，2018.7

（陪你轻松过孕期）

ISBN 978-7-5407-8471-3

Ⅰ.给… Ⅱ.①杰… ②伊… ③黄… Ⅲ.①妊娠期－妇幼保健－手册Ⅳ.①R715.3-62

中国版本图书馆CIP数据核字（2018）第158454号

Original title: ZWANGERSCHAPSBOEK VOOR VROUWEN

written by Gerard Janssen and illustrated by Ilse Weisfelt

Copyright © 2015 by Uitgeverij Snor

Arranged through Rightol Media

The simplified Chinese translation copyrightt @2018 by Lijiang Publishing House

All rights reserved.

**给准妈妈的孕期手册** GEI ZHUNMAMA DE YUNQI SHOUCE

作　　者：〔荷〕杰拉德·詹森　　　　绘　　者：〔荷〕伊尔瑟·韦斯菲尔特
译　　者：黄佳良

出 版 人：刘迪才　　出 品 人：符红霞　　策划编辑：王成成
责任编辑：王成成　　装帧设计：怡　一　〔荷〕伊尔瑟·韦斯菲尔特
助理编辑：杜　渝　　责任校对：赵卫平　　责任监印：周　萍
出版发行　漓江出版社　　社　　址：广西桂林市南环路22号
邮　　编：541002　　　　发行电话：0773-2583322　　010-85893190
传　　真：0773-2582200　　010-85893190-814
邮购热线：0773-2583322　　　　　　电子信箱：ljcbs@163.com
网　　址：http://www.Lijiangbook.com
印　　制：北京尚唐印刷包装有限公司　　开　　本：880×1230　　1/32
印　　张：4.75　　　　　　　　　　字　　数：60千字
版　　次：2018年8月第1版　　　　　印　　次：2018年8月第1次印刷
书　　号：ISBN 978-7-5407-8471-3　　定　　价：45.00元

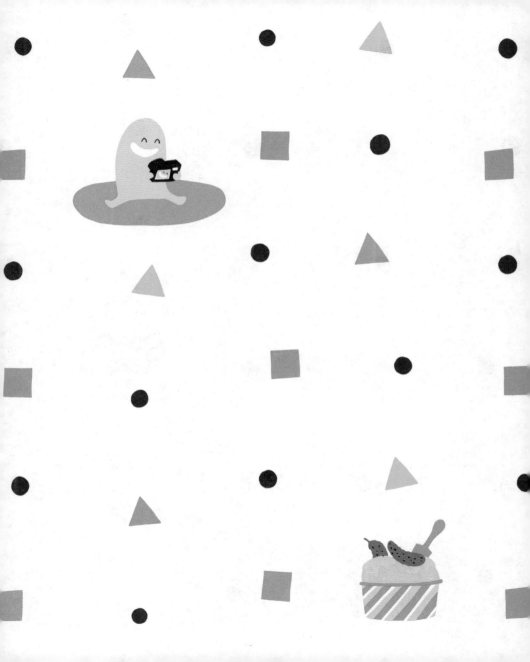

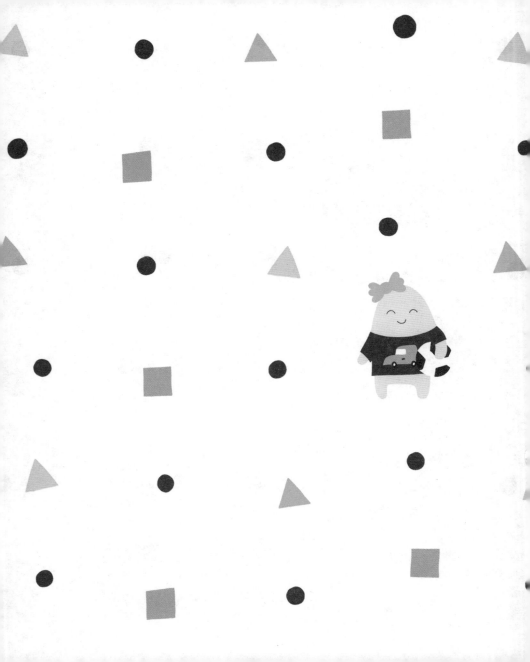